DOENÇAS E CURAS:
o Brasil nos primeiros séculos

Proibida a reprodução total ou parcial em qualquer mídia
sem a autorização escrita da editora.
Os infratores estão sujeitos às penas da lei.

A Editora não é responsável pelo conteúdo deste livro.
A Autora conhece os fatos narrados, pelos quais é responsável,
assim como se responsabiliza pelos juízos emitidos.

Consulte nosso catálogo completo e últimos lançamentos em **www.editoracontexto.com.br**.

DOENÇAS E CURAS:
o Brasil nos primeiros séculos

CRISTINA GURGEL

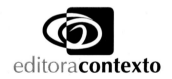

Copyright © 2010 Cristina Gurgel

Todos os direitos desta edição reservados à
Editora Contexto (Editora Pinsky Ltda.)

Montagem de capa e diagramação
Gustavo S. Vilas Boas

Preparação de textos
Lilian Aquino

Revisão
Rosana Tokimatsu

Dados Internacionais de Catalogação na Publicação (CIP)
(Câmara Brasileira do Livro, SP, Brasil)

Gurgel, Cristina
Doenças e curas: o Brasil nos primeiros séculos/Cristina Gurgel. –
1. ed., 2ª reimpressão. – São Paulo : Contexto, 2023.

ISBN 978-85-7244-486-6

1. Medicina – Brasil – História 2. Saúde pública – Aspectos
sociais – Brasil – História I. Título.

10-06990   CDD-614.40981

Índice para catálogo sistemático:
1. Brasil : Epidemias : História 614.40981

2023

EDITORA CONTEXTO
Diretor editorial: *Jaime Pinsky*

Rua Dr. José Elias, 520 – Alto da Lapa
05083-030 – São Paulo – SP
PABX: (11) 3832 5838
contato@editoracontexto.com.br
www.editoracontexto.com.br

Dedico o presente livro a meus pais, meu marido (in memoriam)
e a todos os interessados em história do Brasil.

Meus especiais agradecimentos e carinho à professora e mentora Dra. Rachel Lewinsohn.

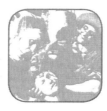

SUMÁRIO

INTRODUÇÃO 9

VISÕES DO PARAÍSO 15
    Gênesis 15
    Consequências biológicas do isolamento geográfico 19
    Amazonas, juventude, eterna saúde 22

VIDA E MORTE BRASILÍNDIAS 29
    Os nativos brasileiros segundo os séculos XVI e XVII 29
    A difícil vida simples 31
    Onças, ritos e morte 36
    Parasitoses brasilíndias 39
    Ossos e doenças do passado – A tuberculose nas Américas ... 42
    A doença de Chagas 46
    A doença dos narizes 50
    Pajés, sopros, fumigações: a medicina brasilíndia 52
    Terças, quartãs e os indígenas 57
    A sabedoria das selvas 60

NAVEGAÇÕES E GRANDES DESCOBERTAS – NOVAS TERRAS, VELHAS DOENÇAS 67

Portugal na era das grandes navegações 67
Pimenta, cravo, canela e a medicina 70
Pestes e depopulação portuguesa...75
Por mares nunca d'antes navegados...82
Práticas médicas a bordo e em terra firme 87
A medicina no tempo das caravelas 92

O ENCONTRO DE DOIS MUNDOS 97

O que Pero Vaz de Caminha não relatou....................................97
Pindorama ferida 100
Deus e as muralhas dos sertões...106
Médicos de almas e de corpos...110
Por quem os sinos dobraram...120

DOENÇAS E MEDICINAS DOS COLONIZADORES E SEUS DESCENDENTES 133

A vida nas vilas e cidades coloniais dos séculos XVI-XVII 133
Boticários, barbeiros, cirurgiões e esculápios 141
Rezas, vomitórios e amuletos: a medicina colonial 147
Os remédios de paulistas..151
Epidemias urbanas e rurais: dramas na vida e economia colonial.....154
Da África para as Américas: a febre amarela 160
Os hospitais coloniais...164

REFLEXÕES 169

BIBLIOGRAFIA............ 177

ICONOGRAFIA............ 187

A AUTORA 189

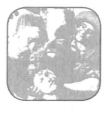

INTRODUÇÃO

Há alguns anos houve uma grande estiagem na Amazônia. Os rios secaram, os peixes desapareceram e a vida parecia querer extinguir-se, onde outrora fora tão exuberante. Cientistas apressaram-se em estudar o fenômeno e, munidos de cálculos, mapas, computadores de última geração e toda a sorte de informações que satélites artificiais podiam lhes proporcionar, concluíram tratar-se de um fenômeno climático. Correntes de ar que deveriam trazer as chuvas transladaram-se em direção ao Caribe, que sofria, aliás, enchentes devastadoras. O nome do vilão, o El Niño, aparecia sistematicamente na imprensa, responsabilizado mais uma vez por distúrbios do tempo na América do Sul.

Já de posse dessas informações, repórteres deslocaram-se à região amazônica para testemunhar a dimensão da tragédia. As imagens dramáticas, a exposição de estatísticas e previsões, atingiram diretamente o público espectador. Eis que um repórter decide entrevistar um ribeirinho e pergunta-lhe sua opinião sobre a causa daquele drama. Vestes simples, feições indígenas, olhar desolado para o lugar em que sempre viveu e que agora lhe negava o sustento, ele respondeu: "O vento mudou de lado...".

O evento vivenciado não tem a intenção de menosprezar a ciência, pelo contrário; mas faz uma apologia ao que o ser humano vem perdendo cada vez mais em seu processo "civilizatório": a pura e simples observação de fenômenos naturais que nos cercam. No campo da medicina, este episódio poderia servir como exemplo. Munida de uma tecnologia jamais presente em toda a história, a medicina atual afasta-se do doente, deixa de observar informações fornecidas pelo seu corpo e se aproxima, cada vez mais, da tecnologia dos laboratórios e das máquinas. E, se é bem verdade que por um lado ela finalmente afastou-se do misticismo e experimenta inegável sucesso nos campos diagnóstico e terapêutico, por outro lado tornou-se mais insensível e, por que não dizer, desumana.

Desde os primórdios de nossa existência, sempre se buscou vencer os desafios que a fragilidade física nos impunha. Por milhares de anos, a humanidade procurou maneiras de enfrentar as doenças e usou exatamente o que lhe era mais caro: sua capacidade de percepção. Assim, observou se elas eram autolimitadas ou crônicas, se contagiosas e passíveis de alguma forma de controle e, sobretudo, se podiam ser combatidas. A terapêutica, meramente empírica, era apenas uma consequência dessa aptidão em tentar e observar resultados que, mesmo duvidosos ou parcialmente vitoriosos, perpetuaram-se por gerações. Foi dessa forma que os antigos chineses obtinham sucesso terapêutico quando usado extrato de algas marinhas em casos de bócio tireoidiano; os africanos recomendavam, com igual êxito, o consumo de laranjas para o tratamento do escorbuto; e os brasilíndios descobriram na copaíba um poderoso cicatrizante.

Cada comunidade humana analisou, sentiu e combateu as doenças de maneiras diferentes, e, não por acaso, elas são consideradas reflexos de crenças, costumes e da organização social do grupo. Contudo, essa conexão nunca foi estática: de acordo com o momento histórico, doenças podiam ser interpretadas de maneiras diferentes ou, eventualmente, sequer serem consideradas como tais. Tomemos como exemplos a epilepsia e os distúrbios alimentares, representados pela anorexia nervosa.

A epilepsia era reconhecida pela escola hipocrática (século v a.C.) como uma disfunção orgânica, portanto passível de ser tratada; mas na Mesopotâmia de 1067 a 1046 a.C., sua presença era atribuída à possessão pelos deuses da lua. Para o Egito dos antigos faraós, era considerada sagrada, e muitos séculos depois na Europa, profana. Naquele continente, o livro *Malleus Maleficarum* (Martelo das bruxas – 1487?), dos monges dominicanos Kraemer e Sprenger, apontava as bruxas ao mesmo tempo como portadoras e causadoras de crises. Curiosamente, no século XVIII os epilépticos eram considerados possuidores de um distúrbio cerebral, mas a causa das crises voltou-se novamente para a lua. Para os médicos da época, além de ataques epilépticos, o satélite terrestre também era responsabilizado pela insanidade, o que possivelmente originou, para suas vítimas, a expressão "lunáticos".

Dentre a galeria de santos da Igreja Católica, vários seriam avaliados como portadores de doenças na atualidade, a exemplo de Santa Catarina de Siena (1347-1380 d.C.). Ela teria iniciado a prática de jejuns na adolescência, alimentando-se apenas com pão e ervas cruas e recorrendo aos vômitos quando lhe forçavam a comer. Catarina surpreendia a todos com uma atividade diária intensa e incansável e, diante de tanta vitalidade, levantaram-se suspeitas de possessão demoníaca ou santidade. Neste caso, prevaleceu a última hipótese; mas de fervor religioso no século XIV, o comportamento da santa passou a ser diagnosticado pelos médicos como histeria centenas de anos mais tarde e hoje ela estaria enquadrada como uma típica portadora de um grave distúrbio alimentar.

Diante desses exemplos, torna-se clara a impossibilidade de estudar as doenças e a medicina de uma comunidade sem conhecer seus hábitos, cultura e tradições. E mais: este estudo torna-se totalmente equivocado quando fora de seu contexto histórico-temporal.

Nas últimas décadas, a historiografia geral sofreu uma série de transformações que se estenderam à historiografia médica. A partir dessas mudanças, analisam-se fatos de importância histórica sob diversos ângulos, que devem permanecer desvinculados de valores atuais para entendimento dos pretéritos. Assim, a historiografia médica descobriu que seu intuito não é relatar simplesmente sobre a medicina e doenças de um povo, em um espaço de tempo preestabelecido, mas analisar suas causas e consequências. Esse julgamento crítico levou a uma série de implicações: descobriu-se que, de acordo com a eficácia da medicina empregada e particularmente com a violência e recorrências de doenças em uma sociedade, os rumos da história poderiam alterar-se. Nesse contexto, é importante a leitura da obra de William McNeill, *Plagues and Peoples*, que revolucionou a historiografia médica e esclareceu pontos confusos da história, em especial das Américas.

Referindo-se aos astecas e espanhóis, McNeill menciona sua perplexidade diante da dominação de um império de milhões por um punhado de homens brancos provenientes do outro lado do Atlântico. Em uma crônica obscura, o autor encontrou uma explicação plausível para uma epidemia de varíola, irrompida quando a resistência armada contra os espanhóis era iminente. A mortalidade ocorreu em proporções tão nefastas que a investida contra os europeus acabou abortiva. Diante da tragédia, não havia nada que a medicina da época pudesse fazer – nem a indígena, nem a europeia.

O drama que se seguiu para essa e demais populações indígenas não encontra precedentes na história da humanidade. A altíssima mortalidade diante de doenças infecciosas vindas de além-mar foi um fenômeno comum, de norte a sul do continente americano. Diante do fato, as primeiras perguntas que surgem são: por quê? Qual a causa da débil resposta imune desses povos de culturas e hábitos tão diversos? Onde os brasilíndios foram enquadrados nessa tragédia?

Esses são os pontos iniciais deste livro, cujas pesquisas acabaram se estendendo não apenas para as epidemias, doenças e medicina nativas, mas para toda a população colonial, que por razões diversas elegeram – ou foram obrigadas a eleger – o Brasil como morada.

O Novo Mundo mudara para sempre com a vinda dos colonizadores. A integração de pelo menos três diferentes povos – o europeu, o indígena e o africano –, natural ou forçosamente, causou hábitos, crenças, comportamentos que caracterizaram o brasileiro de então. Óbvio mencionar que isso também ocorreu com as práticas médicas. Vítimas de doenças tanto nativas quanto estrangeiras, os habitantes tiveram que se adaptar a viver sem médicos formados, medicamentos da farmacopeia oficial portuguesa, hospitais. As doenças não apenas influenciaram a saúde física e mental e a sobrevida da população colonial, mas também o nível socioeconômico, político e cultural, no período de construção do Brasil que se iniciou nos séculos XVI e XVII.

Vale aqui um pequeno parêntese: convencionamos chamar de Brasil todos os territórios ocupados por povos indígenas, os colonizadores e seus descendentes, que estiveram locados nos limites geográficos atuais do país. Essa observação é pertinente porque um dos objetivos deste livro era pesquisar informações e fatos anteriores ao descobrimento (no caso dos indígenas) e sobre a população colonial dos séculos XVI e XVII, ínfima e locada em pequenas porções no litoral. A rigor, foi apenas após o Tratado de Madri, firmado em 1750 entre Espanha e Portugal, que nossos limites territoriais se aproximaram dos modernos. O Brasil, como unidade política e administrativa, surgiu somente durante o período imperial, resultado da emancipação e união de todas as colônias portuguesas no continente.

A virtual falta de informações sobre saúde e medicina de um Brasil nascente é fato na literatura atual. Estava aí uma lacuna que deveria ser preenchida e este livro, longe de esgotar o assunto, discute e traz luz a diversos aspectos peculiares dos primórdios de nossa história.

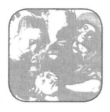

VISÕES DO PARAÍSO

GÊNESIS

> *Haverá um tempo em que as correntes
> do oceano se abrirão e um vasto
> continente será revelado.*
> Sêneca, *Medeia*, século I

No crepúsculo do Renascimento, após inúmeras tentativas frustradas, os europeus lograram atravessar os oceanos. Em aventuras até então inimagináveis acabaram por encontrar, acidentalmente, um continente. Suas descobertas não se limitaram a novas terras, mas diferentes paisagens, plantas e animais passaram a povoar o imaginário de além-mar. Sobretudo, o que mais os intrigou eram aqueles estranhos seres humanos em terras até então desconhecidas e civilizações cuja existência escapara ao conhecimento humano da época.

No findar do século XVI, José de Acosta (1539-1600), intrigado com as origens dos primitivos habitantes do Novo Mundo, procurava explicações. O dedicado frade não podia deixar de perceber a cor acastanhada de sua pele, seus olhos amendoados e seus maxilares proeminentes, características sabidamente encontradas em algumas populações orientais. Imbuído dos novos conhecimentos geográficos proporcionados pelas grandes navegações e pela lógica, Acosta sugeriu que devia existir uma passagem terrestre entre a Ásia e a América possibilitando migrações intercontinentais, que explicaria tais semelhanças físicas. Era o ano de 1590 e o tempo mostrou que, pelo menos em parte, ele estava certo.

A rota sugerida pelo jesuíta é hoje denominada Beríngea, supostamente formada pela emersão de uma faixa territorial entre a Sibéria Oriental, Alasca e Yukon (Canadá), unindo os continentes no decurso de glaciações, entre 35 mil e 12 mil anos atrás. A Beríngea explica com facilidade a presença de povos do norte da Ásia nas Américas, mas o mesmo não acontece com os de origem melanésio-australiana, tais como Luzia, o mais famoso achado arqueológico humano do Brasil. Seu crânio, descoberto no sítio de Lagoa Santa (Minas Gerais), tem aproximadamente 11.500 anos e possui características negroides-australoides. Esse e outros achados semelhantes levaram à formulação de outra hipótese para as migrações intercontinentais. O povo de Luzia teria vencido o oceano e penetrado no continente americano, possivelmente através da Terra do Fogo.

A existência da rota transoceânica não se limitou a simples suposições. Decorridos vários séculos, ela teve respaldo em uma ciência nascida em outro continente, com sir Marc Ruffer (1859-1916), que encontrou ovos do parasita *Schistosoma haematobium* nos rins de múmias egípcias. A ideia de estudar parasitas e suas relações com os seres humanos em épocas remotas deu origem à disciplina denominada paleoparasitologia. Ela levou um bom tempo para ser aceita, limitada que era pela resistência natural do meio acadêmico a inovações, e por técnicas que precisaram ser aprimoradas ao longo dos anos. Sobretudo a partir da década de 1960, tornou-se possível uma melhor análise de tecidos e coprólitos (fezes que sofreram processo natural de ressecamento), o que causou o desenvolvimento e maior aceitação da nova ciência. Outro fator descoberto quase ao acaso consolidou definitivamente a importância da paleoparasitologia: percebeu-se que, ao estudar o comportamento parasitário em seres humanos, obtinha-se também um marcador biológico às argumentações sobre origem e imigrações populacionais.

Em sítios arqueológicos americanos, foram encontrados ovos de *Enterobios vermicularis, Trichuris trichiura* e de ancilostomídeos (dentre eles, o *Ancylostoma duodenale*). Logo de início, esses achados afastaram a crença de que parasitoses intestinais eram insignificantes na pré-história do Novo Mundo – até então, atribuía-se seu achado em populações americanas modernas à migração europeia e, principalmente, africana. O estudo do comportamento dos parasitas descobertos constatou que eles têm parte de seu ciclo evolutivo obrigatoriamente no solo, sob condições específicas de calor e umidade, ou seja, as larvas precisam de tempo, terra, água e altas temperaturas para sobreviver, evoluir e infectar novos indivíduos. Assim, não seria possível que gerações de homens e mulheres que migravam centenas de milhares de quilômetros sob o frio intenso da Beríngea pudessem transmiti-las a seus descendentes. Um achado complementar da paleoparasitologia tem, nesse contexto, um significado especial para o estudo das migrações ameríndias: até o momento, a ancilostomíase não foi encontrada em sítios pré-históricos na América do Norte. Essas descobertas foram interpretadas como importantes para corroborar a migração marítima direta – rápida o suficiente para levar populações infectadas a condições climáticas que podiam perpetuar o parasitismo. E mais: essas migrações não necessariamente passaram pelo norte do continente.

Entretanto, apesar das justificativas convincentes, nem toda a comunidade acadêmica aceita as respostas da paleoparasitologia e, no campo da arqueologia, antropologia, linguística e biologia (incluindo os estudos de DNA das populações), as pesquisas sobre as origens do homem americano geram debates acalorados. No Brasil estes fervilham desde o século xix, quando o botânico, zoólogo e paleontólogo Peter W. Lund (1801-1880) encontrou os primeiros vestígios do homem primitivo em Lagoa Santa. Longe de constituírem uma exceção, as discussões são universais e mais acirradas quando se referem à época em que teriam ocorrido estas migrações.

As estimativas mais tradicionais para o início do povoamento americano mencionam 12 mil anos, mas não há consenso, e os períodos propostos diferem em milhares de anos. Os sítios arqueológicos para os quais se reivindicam datas de ocupação mais antigas localizam-se ao sul do continente, dentre eles está incluído o estudado pela Missão Arqueológica Franco-Brasileira, sob a tutela de Nièle Guidon (1933-). No sítio do Boqueirão da Pedra Furada (Parque Nacional Serra da Capivara, Piauí), ela teria encontrado vestígios do *Homo sapiens* com datações de até 50 mil anos atrás. Se essa hipótese viesse a ser comprovada, poder-se-ia cogitar que a rota Beríngea, além de não ter sido a única, talvez sequer fosse a primeira a ser utilizada pelos viajantes.

Entre tantas controvérsias, existe um ponto em que todos concordam: em algum momento houve mudança nas características físicas dos povos americanos primitivos, de melanésio-australoides a mongoloides (norte-asiáticos), biotipo até hoje apresentado pelos seus descendentes. As causas do desaparecimento da população original não puderam ser apuradas, mas cogitam-se fatores diversos como uma elevada mortalidade entre crianças e adolescentes, uma baixa expectativa de vida nos adultos, ou mesmo sua eliminação competitiva por outras ondas migratórias. Hipótese alternativa é a hibridização, que teria gerado uma população mestiça, com graus distintos de traços norte-asiáticos.

Outro aspecto concordante em meio às polêmicas diz respeito à interrupção das migrações intercontinentais e ao isolamento vivenciado pelos povos americanos a partir de então. Foram necessários milhares de anos para que Colombo, Cabral, Magalhães, entre outros, rompessem o cordão de isolamento que os oceanos Atlântico e Pacífico representavam para o continente. Esses navegantes assim o fizeram em um contexto histórico muito especial, em alardeadas e surpreendentes aventuras que, contudo, parecem não ter sido inéditas.

CONSEQUÊNCIAS BIOLÓGICAS DO ISOLAMENTO GEOGRÁFICO

> *Gentes novas escondidas*
> *Que nunca foram sabidas [...].*
> Quadrinha portuguesa, século XVI

Quando os europeus aportaram nas Américas, encontraram povos como os incas, tupis-guaranis e astecas, para mencionar apenas alguns, que conviviam no continente em um interessante – e intrigante – caldeirão cultural. Contudo, se nos usos, costumes e tradições dessa população autóctone notava-se uma incrível diversidade, o mesmo não ocorria com as descrições de seu biotipo. A exemplo do frei José de Acosta, outros colonizadores observaram o aspecto físico daqueles habitantes e, de norte a sul, as descrições eram coincidentes. Essa foi uma das razões por que os povos receberam a denominação comum de índios, qualquer que fosse a cultura a qual pertencessem. Na atualidade, a ciência e a tecnologia descobriram similaridades entre essa população muito mais profundas que meras características fenotípicas.

Um dos primeiros perfis genéticos ameríndios analisados tornou-se possível graças à facilidade de sua obtenção: a tipagem sanguínea ABO. Essa análise constatou que, diferentemente de seus ascendentes asiáticos, o tipo sanguíneo O é predominante na Mesoamérica e América do Sul, sugerindo que em algum momento existiu no continente um fator seletivo desconhecido, contrário a A e B e favorável ao grupo O. Essa uniformidade genética relacionada ao grupo sanguíneo não é isolada, mas estende-se para a resposta imune. De fato, em geral os ameríndios apresentam a mesma incapacidade de combater infecções estranhas ao seu meio, que causaram – e causam – verdadeiras tragédias demográficas entre eles (ver Box 1).

> **Box 1 – Imunidade transmitida**
>
> A deflagração de uma resposta imune é extremamente complexa. Os fatores HLA (Human Leucocyte Antigen) são componentes de apenas um dos sistemas que definem a personalidade imunológica de indivíduos da mesma espécie, mas suas propriedades permitem que sejam usados na caracterização genética de diferentes povos e suas etnias. Assim, apesar de a resposta imune específica precisar de ativação – o que somente acontece em contato com agentes agressores –, quando essa ativação ocorre, as capacidades de reconhecer e combater micro-organismos podem ser transmitidas às gerações seguintes e passam a fazer parte do patrimônio genético de uma população. No relacionamento com outros povos e consequentemente com outros agressores, essa população adquire defesa imunológica cada vez mais abrangente a toda sorte de parasitas.
>
> Ao tomar conhecimento desses mecanismos, consegue-se entender, pelo menos em parte, a deficiência imune dos nativos americanos, que, por milhares de anos, permaneceram isolados de outros povos do planeta e de seus micro-organismos

Muitas respostas ainda estão por surgir a respeito dessa ineficiência imune. Contudo, um fator de enorme gravidade, que possivelmente selou essa incapacidade de resposta orgânica a infecções, foi a escassez ou virtual ausência de animais domésticos entre os nativos.

Na longa história da humanidade, o relacionamento do homem com esses animais originou a troca mútua de micro-organismos e, consequentemente, uma maior exposição a agentes agressores. Nesses relacionamentos houve alterações comportamentais e mutações genéticas parasitárias que, ao longo de milhares de anos, criaram condições para o aparecimento de novas doenças específicas para cada espécie parasitada. Assim sendo, o intercâmbio entre reses, cães e humanos e um vírus peculiar originou o surgimento, respectivamente, da peste bovina, da cinomose e do sarampo. Aves selvagens entraram em contato com as domesticadas e causaram surtos de gripe entre elas e em seres humanos; e no convívio com o gado, os vírus oscilaram entre as diferentes espécies e por fim tornaram-se específicos para a varíola bovina e a humana. Essa íntima convivência através dos séculos selecionou indivíduos, se não totalmente imunes, mas com capacidade de reconhecer e de combater as doenças que poderiam advir desse contato.

A falta de animais domésticos resultou, em termos de diversidade, em um menor estresse biológico para os nativos. No entanto, eles não deixaram de produzir respostas imunes desencadeadas e voltadas a agressores de seu meio específico, que em nada se comparavam aos encontrados na Europa, Ásia ou África. Isso pode ser comprovado em tribos amazônicas isoladas, como os ianomâmis. Neles se encontram elevados níveis de anticorpos contra macroparasitas próprios de seu ambiente, uma resposta imune desencadeada pela exposição prolongada a estes organismos.

Todavia, o problema da imunidade indígena quanto a micro-organismos adventícios é muito mais profundo e abrangente. Os índios achés (Paraguai), submetidos ao teste tuberculínico (Mantoux) – usado para avaliar se o indivíduo entrou em contato com o bacilo da tuberculose e se é capaz de reagir a ele –, demonstram incapacidade para desencadear uma resposta imune celular, mesmo quando há uma alta frequência de tuberculose entre eles. Isso significa que aqueles índios têm o estímulo da presença do agressor, mas não são capazes de deflagrar uma resposta defensiva contra ele.

Além da ausência de animais domésticos, é possível que outro fator tenha contribuído para a ineficácia imune ameríndia: o seu isolamento geográfico. O relacionamento com povos de outros continentes, que possibilitaria o intercâmbio gradual e progressivo de micro-organismos e seu consequente estímulo imunológico, esteve forçosamente ausente

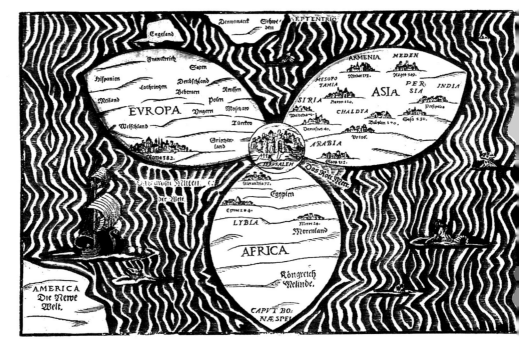

Na representação esquemática dos continentes, a noção de isolamento geográfico das Américas.

por milhares de anos. Incapazes de desenvolver uma resposta imune, os indígenas ficaram à mercê da agressão quando em contato repentino com agentes infecciosos estranhos.

O tempo e a história mostraram as trágicas consequências desses eventos.

AMAZONAS, JUVENTUDE, ETERNA SAÚDE

> *[...] eles vivem por muito tempo, não têm enfermidade nem pestilência ou corrupção do ar, morrem de morte natural ou sufocação. Em conclusão, os médicos teriam moradia ruim em tal lugar [...].*
> Américo Vespúcio, século XVI

Ressalvas sobre testemunhos europeus a respeito do Novo Mundo e seus povos fazem jus a um comentário, mesmo que breve. Apesar de seu indiscutível valor histórico, descrições de viajantes diferem muito entre si porque têm o cunho da perspectiva pessoal de seus autores. Apesar disso, pontos comuns podem ser percebidos de acordo com os valores da época em que foram escritas. O estilo peculiar das primeiras narrativas é particularmente perceptível e merece ser analisado.

A construção das ideias pioneiras sobre as Américas foi elaborada entre os limites do real e o imaginário, do singelo e do suntuoso, diante uma visão ilusória que influenciou historiadores, filósofos, físicos e romancistas até muitos séculos mais tarde. Ao final da Idade Média, os europeus viviam um período de grande turbulência cultural. Havia no ar uma nova atitude em relação ao mundo natural, uma valorização das observações críticas e da pesquisa. Nesse contexto, as grandes navegações – não por acaso coincidentes com este período – ajudavam a derrubar mitos seculares e confundiam uma Europa, ao mesmo tempo empreendedora e vacilante. A dubiedade de sensações que oscilava entre a hesitação em destituir-se de antigos dogmas e o arrojo das novas descobertas, causava conflitos e atitudes aparentemente insensatos entre os homens. Talvez ninguém tenha expressado tão bem as contradições dessa época quanto Cristóvão Colombo (1437?-1506).

A perspicácia e o espírito inovador de Colombo não foram suficientes para destituí-lo de antigas crenças que situavam o paraíso terrestre no Oriente, precisamente nas fontes dos rios Ganges, Eufrates, Tigre e Nilo. Quando o genovês chegou à embocadura do rio Orenoco, na altura onde hoje se situam Trinidad e Tobago, acreditou tê-las encontrado. Escreveu ele em sua carta aos reis espanhóis sobre a terceira viagem rumo ao oeste:

> Santo Isidro, Beda, Strabo, o mestre da história escolástica, Santo Ambrósio, Scoto e todos os teólogos concordam que o paraíso terrestre se encontra no Oriente [...]. Creio que se passasse da linha equinocial, ao chegar lá, na parte mais alta, encontraria temperatura muito maior e diferença nas estrelas e nas águas [...] creio que ali é o Paraíso terrestre, aonde ninguém consegue chegar, a não ser pela vontade divina.

O obstinado Colombo, que até sua morte acreditou ter alcançado a Ásia, também "descobriu" uma ilha habitada por mulheres guerreiras que toleravam a presença masculina apenas para procriação. A clara referência à mitologia grega foi típica do Renascimento com sua exaltação da cultura greco-romana. Nos confins da Flórida, Ponce de Leon (1460-1521) procurou pela fonte da juventude até sua morte, causada por uma nada imaginária flecha envenenada. Mais ao sul, Carvajal (1504-1584) encontrava novamente as guerreiras amazonas, que causavam fascínio e terror aos mais audazes desbravadores.

A transposição dessas crenças e mitos do velho para o novo continente foi considerada por Sérgio Buarque de Holanda como parte de sua "visão do paraíso", curiosamente menos perceptível entre os portugueses que espanhóis. Muito mais que lendas, essas visões incluíam anseios e expectativas de toda a sociedade ocidental e transferiam suas esperanças para o Novo Mundo. Aliás, essa designação também fornece pistas sobre o estado emocional dos primeiros exploradores, analisado com primazia pelo autor:

> Ganha com isso o seu significado pleno aquela expressão "Novo mundo" [...] para designar as terras descobertas. Novo, não só porque, ignorado, até então das gentes da Europa e ausente da geografia de Ptolomeu, fora "novamente" encontrado, mas porque parecia o mundo renovar-se ali, e regenerar-se, vestido de verde imutável, banhado numa perene primavera, alheio à variedade e aos rigores das estações, como se estivesse verdadeiramente restituído à glória dos dias da Criação.

Dessa forma, viajantes e cronistas pioneiros, imbuídos de uma concepção humanista idealizada e onírica – que mais tarde mudou radicalmente –, enxergavam uma inocência natural nos indígenas, que, além de despossuídos de corrupções do corpo e da alma, teriam o privilégio de viver em meio a uma natureza pródiga; robustos, sem enfermidades ou

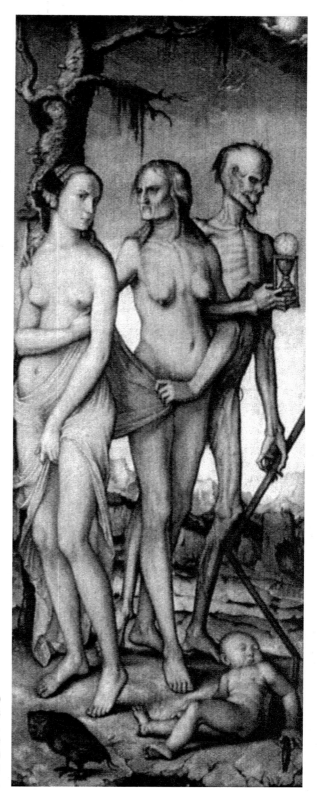

A procura do paraíso perdido moveu muitos europeus em direção às Américas. A ideia de que juventude e eterna salubridade seriam encontradas em fontes naturais trouxe várias aventuras.

DOENÇAS E CURAS

preocupações, no bem-viver por muitos anos, como menciona Américo Vespúcio (1451-1512) no início deste tópico.

Assim como ele, Jean de Léry (1534-1611), missionário calvinista participante do malogrado projeto da França Antártica, criou em 1563 uma narrativa antológica, que contribuiu para uma fantasiosa impressão sobre a saúde nativa:

> Direi, inicialmente [...] que os selvagens do Brasil, habitantes da América, chamados Tupinambás, entre os quais residi durante quase um ano e com os quais tratei familiarmente, não são maiores nem mais gordos do que os europeus; são, porém mais fortes, mais robustos, mais entroncados, mais bem-dispostos e menos sujeitos a moléstias, havendo entre eles muito poucos coxos, disformes, aleijados ou doentios. Apesar de chegarem muitos a 120 anos [sic]... poucos são os que na velhice têm os cabelos brancos ou grisalhos, o que demonstra não só o bom clima da terra, sem geadas nem frios excessivos que perturbem o verdejar permanente dos campos e da vegetação, mas ainda que pouco se preocupam com as coisas deste mundo [...].

Assim, o "bom selvagem", com sua pureza de espírito, altivez e perpétua saúde, foi apenas um figurante inocente dessa concepção, mas se tornou um mito persistente, que atravessou gerações.

No imaginário europeu dos prime anos após a descoberta do Novo Mu os indígenas eram guerreiros for longevos e eternamente saudáv

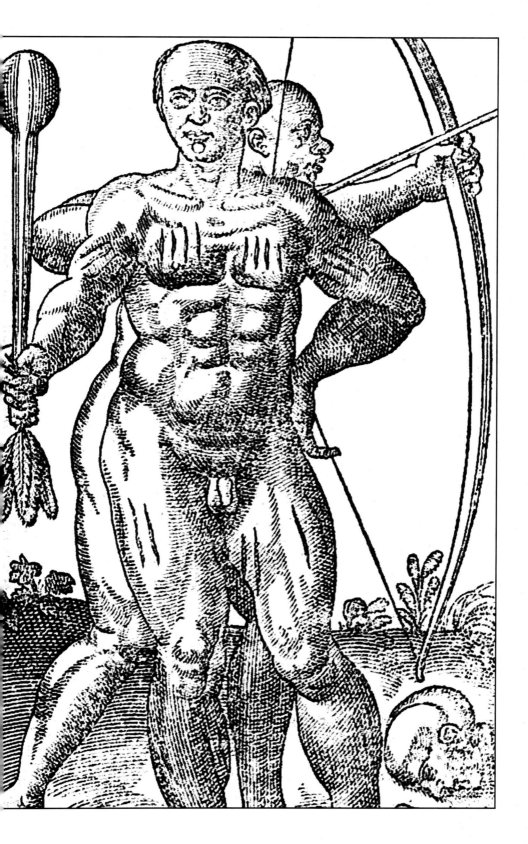

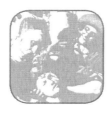

VIDA E MORTE BRASILÍNDIAS

OS NATIVOS BRASILEIROS SEGUNDO OS SÉCULOS XVI E XVII

> *A feição deles é serem pardos, quase avermelhados, de bons rostos e bons narizes, benfeitos. Andam nus, sem nenhuma cobertura [...] Eles não lavram, não criam, nem há boi, nem vaca, nem cabra, nem ovelha, nem galinha, nem outra nenhuma animária, que costumada seja ao viver dos homens. Nem comem senão desse inhame, que aqui há muito, e dessa semente e frutos, que a terra e as árvores de si lançam. E com isto andam tais, e tão rijos, e tão nédios, que o não somos nós tanto, com quanto trigo e legumes comemos.*
> Pero Vaz de Caminha, 1500

Após semanas ao mar, a exausta esquadra de Cabral encontrou no Brasil um povo que Pero Vaz de Caminha (1450?-1500) descreveu com encantadora simplicidade. O documento, um marco entre as primeiras narrativas sobre o Novo Mundo, delineou a paisagem, as plantas, os animais e particularmente a vida cotidiana da tribo contatada, e confirmou a inexistência de criações de animais domésticos entre os nativos, fator importante para o desenvolvimento da imunidade. Os portugueses que vieram nos anos subsequentes encontraram, em sua maioria, descendentes de comunidades de caçadores provenientes da América do Norte, que imigraram através do istmo do Panamá. Baseados na observação de um complexo econômico comum a várias tribos, que envolvia horticultura, caça, pesca, tecelagem, a confecção de cestos e de cerâmica, os colonizadores os denominaram genericamente de tupis e guaranis.

Os tupis-guaranis não foram, entretanto, os únicos grupamentos indígenas encontrados pelos portugueses. Eles próprios chamavam outras tribos de "tapuias", palavra que significa estrangeiro ou bárbaro. O termo foi perpetuado pelos europeus, que reconheciam nele a designação perfeita para um conjunto tão diverso de nativos – embora também fossem seminômades, ao contrário das tribos tupis, os tapuias viviam ao relento e não praticavam a agricultura.

A divisão e os locais de ocupação das tribos indígenas documentados no século XVI não foram arbitrários. Em termos gerais havia delimitações geográficas mais ou menos nítidas do grupo populacional tupi-guarani. Os tupis habitavam a Bacia Amazônica e o litoral, desde o Amazonas até Cananeia (São Paulo); e os guaranis viviam na orla marítima de Cananeia ao Rio Grande do Sul, assim como nas margens dos rios Uruguai, Paraguai e Paraná. Quanto aos minoritários tapuias, dos quais restam poucas informações, eram eles os aimorés (sul da Bahia e norte do Espírito Santo), os tremembés (entre Maranhão e Ceará), e os goitacazes (foz do rio Paraíba).

Grande parte da cultura e das tradições desses povos é conhecida graças às descrições deixadas pelos colonizadores, pois uma característica comum dos brasilíndios era a de não possuírem escrita. Excetuando-se as grosseiras diferenças culturais entre tupis-guaranis e tapuias, dificilmente as descrições europeias empenharam-se em delinear peculiaridades de uma tribo, pois o interesse não estava focalizado naqueles povos em si, mas em sua dominação política, econômica ou religiosa. Desse modo, vários aspectos da vida nativa são generalizações do que portugueses, franceses, holandeses e alemães, entre outros, observaram em tribos tupis-guaranis do litoral. Contudo, esses povos tinham singular homogeneidade cultural que, se não justificam as generalizações, atenuam os erros gerados por elas.

A DIFÍCIL VIDA SIMPLES

> *Quando estas índias entram em dores de parir, não buscam parteiras [...] nem fazem outras cerimônias, parem pelos campos [...] e em acabando de parir, se vão ao rio ou fonte, onde se lavam, e as crianças que pariram; e vêm-se para casa, onde o marido se deita logo à rede [...] até que seca o umbigo da criança [...] enquanto o marido está assim parido, dizem [...] que se se erguerem e forem ao trabalho que lhes morrerão os filhos, e eles que serão doentes da barriga; e não há quem lhes tire da cabeça que da parte da mãe não há perigo senão sua; porque o filho lhe saiu dos lombos, e que elas não põem da sua parte mais que terem guardada a semente no ventre onde se cria a criança.*
> Gabriel Soares de Souza, século XVI

Nascidos em meio às matas, com usos e costumes completamente estranhos para os vindos de além-mar, os indígenas tinham sua própria visão do "paraíso", tão decantada pelos pioneiros europeus. O mundo lhes era amedrontador, em meio a animais ferozes ou peçonhentos, a insetos que – segundo o linguajar do século XVI – "lhes devoravam as carnes". Enfrentavam intempéries, de chuvas excessivas a secas no sertão nordestino que, desde sempre, forçavam-nos a migrações. Houve períodos de fome e de doenças, diferentes daquelas trazidas pelos europeus e africanos, mas com consequências igualmente indesejáveis.

Os indígenas aprendiam suas tarefas desde a mais tenra idade e dividiam-nas de acordo com o sexo, respeitando seu costume ancestral. Se para as mulheres isso significava tecer redes de dormir e esteiras, cozinhar, cuidar das plantações e confeccionar utensílios domésticos, aos homens cabia a construção das ocas e canoas, a caça e a pesca. Essas atividades deixaram suas marcas: em alguns sítios arqueológicos brasileiros, como o da Furna do Estrago (Pernambuco), evidenciaram-se inflamações e degenerações ósseas em homens e mulheres, possivelmente causadas por vícios posturais ou movimentos repetitivos, próprios daqueles que exercem uma função por longos períodos de tempo, quiçá por toda a vida. Algumas dessas lesões – como fraturas – representaram para aquela população um estresse locomotor intenso e um provável prejuízo adaptativo de seu desempenho físico.

Apesar de existir uma agricultura variada – batata, amendoim, milho, feijão e abóbora –, a produtividade agrícola era baixa em razão da falta de instrumental adequado. Machadinhos, clavas, cunhas e bastões de cavar, feitos de madeira ou pedra, não permitiam o rasgo profundo do solo e consequente absorção de nutrientes, já escassos pelo emprego da técnica de coivara – derrubada e queima da mata nativa para o cultivo. Mas havia uma raiz que não necessitava de nenhum cuidado especial para seu plantio e tornou-se a base alimentar essencial principalmente para os tupis: a mandioca.

A história de Mani, uma linda menina que morrera repentinamente e de cujo corpo sepulto teriam surgido vigorosas raízes brancas que fendiam o solo – transformado na *casa de Mani* ou *Mani-oca* –, fazia parte da mitologia nativa que explicava o surgimento de alimento tão especial. Lendas à parte, a raiz era imprescindível para a sobrevivência tanto em tempos de paz quanto de guerra – quando era estocada e consumida como farinha –, sempre cozida, pois frituras eram desconhecidas pelos indígenas. A mandioca tem um alto teor de carboidratos, mas é pobre em proteínas, ferro e vitaminas – seu valor nutricional médio em proteínas é cerca de 1 g% (cozida) e 0,3g% (farinha) – o que fazia dela um alimento importante, mas nutricionalmente incompleto quando usado de forma exclusiva.

A existência de épocas de nutrição desbalanceada entre os indígenas foi comprovada em sítios arqueológicos brasileiros. Em fragmentos de esqueletos encontrados em Furna do Estrago e no Sambaqui de Cabeçuda (Santa Catarina – os povos dos sambaquis são anteriores aos tupis-guaranis), observaram-se alterações estruturais ósseas sugestivas de desnutrição no período de crescimento de crianças e adolescentes – um flagrante que derruba o mito da eterna abundância de alimentos dos brasilíndios –, além de cáries dentárias secundárias à alimentação rica em carboidratos – possivelmente, a própria mandioca.

A aparente facilidade do cultivo dessa raiz envolvia problemas e os indígenas precisaram desvendar os segredos das diferentes espécies. A mandioca brava, ao contrário da doce (mansa ou macaxeira), é rica em substâncias tóxicas conhecidas como glicosídeos cianogênicos, que causam alterações neurológicas, como, por exemplo, a espasticidade muscular. Outra consequência da ingestão de glicosídeos é a dificuldade de captação de iodo pela tireoide, componente necessário para a produção hormonal do órgão. Secundariamente à deficiência de iodo, elemento reconhecidamente escasso no interior do Brasil, a glândula aumenta de tamanho (bócio) e em casos mais graves surgem sintomas como aumento de peso, lentidão, sono e sudorese excessivos, devidos à diminuição funcional tireoidiana ou hipotireoidismo.

O bócio é mencionado na literatura sobre doenças nativas antes do descobrimento, mas não são fornecidas as fontes originais. Na realidade, não existem relatos consistentes sobre tireoidopatias entre os indígenas antes ou durante os primórdios da colonização. Os antigos cronistas tinham subsídios para descrevê-las, pois a afecção leva a um aumento de volume do pescoço que, quando acentuado, é fácil identificar. Além disso, ela não seria uma novidade para o colonizador. O bócio é conhecido há pelo menos quatro mil anos, quando foi descrito em textos chineses e no livro religioso hindu *Atharva Veda*. Na Europa medieval e moderna, sua causa era atribuída à composição das águas "duras" e gélidas dos Alpes, região onde era frequentemente encontrado.

No Brasil, descrições de bócio tireoidiano começam a aparecer nas narrativas apenas no século XVIII, observado entre a população do interior brasileiro, e é pouco provável que ele fosse notado com frequência entre tribos nativas litorâneas, áreas conhecidas pela riqueza de iodo no solo. Se de fato ele ocorreu, deve ter sido meramente acidental, como por intoxicação pela mandioca brava (sobre a doença, ver Box 2).

Box 2 – Bócio tireoidiano

A primeira descrição conhecida do bócio no Brasil é do último quartel do século XVIII. José Joaquim da Rocha, um perito em assuntos estratégicos e de segurança da Capitania de Minas Gerais, assim descreveu a então Vila de São José:

> [...] os ares são sadios, o clima temperado e, por essa razão, há poucas doenças e somente são acometidos os nacionais, principalmente os camponeses, de umas grandes grossuras, que lhes cresce no pescoço e lhes chamam "papos", de sorte que alguns chegam a disforme grandeza e impedem a respiração a todos os que padecem de tal moléstia [...].

No século XIX, Freire-Allemão descreveu o uso do sal-gema por algumas dessas populações interioranas mineiras quando percebiam aumento nessa glândula. Essa informação tem importância vital, pois além do sal marinho, o sal-gema é uma possível fonte de iodo, que poderia ter sido usada pelos nativos.

Entretanto, a presença ou ausência de bócio no período pré-colonial, assim como o uso de fontes alternativas de iodo, são apenas possibilidades pertencentes ao escorregadio terreno das especulações.

Vale frisar que uma das maneiras de evitar a ação tóxica da mandioca brava era deixá-la de molho por sete dias antes de seu consumo; e para evitar as sequelas tóxicas, bastava o indivíduo garantir um bom aporte de carne, cujos componentes sulfúricos – proteínas e aminoácidos – eliminavam os efeitos dos cianetos contidos na raiz. A ingestão reduzida de proteínas em tempos de escassez ou após aculturação, quando o hábito indígena de usar eventuais fontes proteicas como gafanhotos e formigas era tratado com escárnio –, o que de certo modo causou o recrudescimento deste costume –, representaram um perigo potencial no aparecimento de efeitos tóxicos da mandioca durante o período colonial.

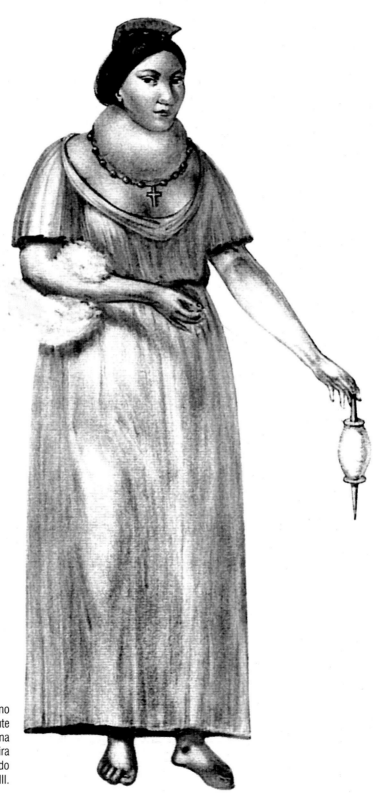

O bócio tireoidiano foi comumente descrito na população brasileira a partir do século XVIII.

A ingestão de pequenos animais considerados repugnantes para a cultura ocidental não foi a única tradição indígena duramente criticada pelo colonizador. Outras foram igualmente depreciadas, censuradas e combatidas até o seu completo abandono. Dentre elas está aquela que sem dúvida, contribuiu significativamente para a derrubada da visão paradisíaca europeia original – a antropofagia.

ONÇAS, RITOS E MORTE

> *Cunhambebe tinha diante de si um grande cesto cheio de carne humana. Comia de uma perna, segurou-a frente à minha boca e perguntou se eu também queria comer. Respondi: "Um animal irracional não come um outro igual a si, e um homem deveria comer outro homem?" Então ele mordeu e disse...*
> *"Sou uma onça. É gostoso..."*
> Hans Staden, século XVI

A prática da antropofagia descrita por Hans Staden (1525-1576), mercenário alemão que se tornou prisioneiro dos tupinambás, não era propriamente uma novidade para os europeus. Qualquer que fosse a palavra usada por milênios, a expressão, cunhada pelo historiador Heródoto (século V a.C.), permanece como a mais apropriada para o ato de comer carne humana. O outro termo – canibalismo – surgiu no século XVI e é, de fato, um erro de tradução e interpretação. Quando a esquadra de Colombo passou pelas Antilhas, os navegantes, atônitos, constataram que seus habitantes tinham o costume de comer carne humana, em rituais religiosos chamados "cariba", derivado de "caribe", palavras que significavam corajoso, ousado. Os navegantes acreditaram que a palavra era o designativo daquele povo e se equivocaram em sua pronúncia – chamavam-nos de "caniba" ou "canibal". Desde então, o termo canibalismo passou também a significar o ato de consumir indivíduos da própria espécie.

As tribos tupis-guaranis seguiam esse costume com conotações ritualísticas. Confirmam-no vários testemunhos, entre eles o de Claude d'Abbeville (1570-1632), missionário participante da malograda invasão francesa ao Maranhão no século XVII:

> Não é o prazer propriamente que [...] leva [as mulheres] a comer tais petiscos [...], pois de muitos ouvi dizer que não raro vomitam [...] fazem-no só para vingar a morte de seus antepassados e saciar o ódio invencível e diabólico que devotam a seus inimigos.

O ódio indígena, entretanto, não visava qualquer adversário. Da mesma forma que caçavam apenas animais robustos, espertos ou ágeis, os vencedores escolhiam entre os prisioneiros capturados aqueles que tivessem mostrado excepcional valentia durante sangrentas batalhas, em suas muitas guerras intertribais. Ao devorá-los, os nativos acreditavam incorporar as qualidades de suas vítimas, tornando-se, assim, mais fortes, lépidos e destemidos.

Um dos problemas que envolviam esse ritual era a possibilidade da transmissão de enfermidades, quando a carne humana era consumida crua ou mal-cozida. Talvez o exemplo mais conhecido seja o Kuru, uma doença demencial progressiva causada por príons (partículas proteicas que fazem parte da constituição celular normal principalmente do cérebro, mas que ao sofrer alteração de sua estrutura química tornam-se infecciosas). O Kuru foi descrito na década de 1950 no grupo linguístico Fore das Terras Altas Orientais da Papua-Nova Guiné e foi ligado ao canibalismo ritualístico. Desde a proibição e cessação dessa prática, a doença virtualmente desapareceu.

Não há notícias de nenhum mal desse gênero entre os brasilíndios. Contudo, alguns protozoários também poderiam ser transmitidos por essa forma bizarra, incluindo os do gênero *Trypanosoma*, em especial o causador da doença de Chagas (vide adiante, neste capítulo).

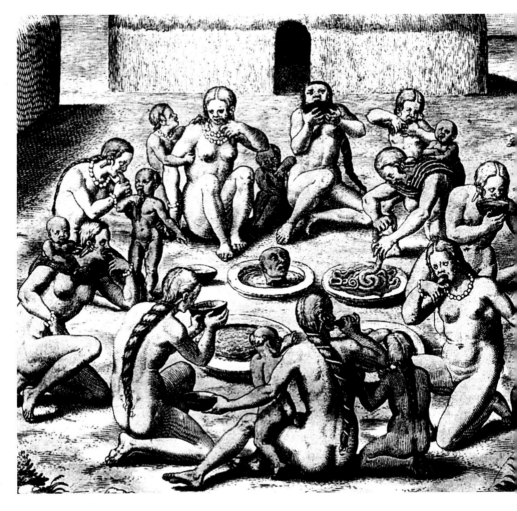

A antropofagia foi um dos costumes nativos que certamente contribuíram para a perda da visão paradisíaca europeia. Para a medicina atual, sua importância está na possibilidade de transmissão de doenças.

A despeito da grande frequência das guerras intertribais, a morte inglória, longe dos campos de batalha, era um fantasma que rondava todas as aldeias. Contudo, existe uma falta recorrente de informações sobre as doenças e de seu impacto nessas sociedades, que está longe de ser um fenômeno isolado do Brasil: todas as Américas enfrentam empecilhos, seja pela ausência de escrita entre seus povos, seja pela destruição de registros nativos praticada pelo colonizador. Esse indigno momento da história sobreveio quando os vindos de além-mar deixaram de se maravilhar com as pessoas e a natureza do Novo Mundo para se entregarem à cobiça e insensatez, na ânsia de alcançar a riqueza de qualquer modo que fosse.

Assim sendo, existe no continente uma enorme lacuna na história das gerações pré-colombianas em todos os níveis, que atinge diretamente o assunto em pauta neste capítulo – os males que afligiam essas populações e o comportamento social do grupo, desencadeante ou consequente a esses mesmos males.

PARASITOSES BRASILÍNDIAS

[...] por um recado escrito que se enviasse de bordo aos tripulantes que estavam nas aldeias, se lhes fizesse saber o que se queria; eles não conseguiam explicar como o papel podia falar [...].
Paulmier de Gonneville, século XVI

Por milhares de anos, a história do homem e suas tentativas de sobrevivência confundem-se com as guerras, a fome e as doenças. Os ciclos das doenças e as tentativas de combatê-las ou eliminá-las são em sua maioria conhecidas graças a textos escritos, compilados, preservados e transmitidos às gerações posteriores. Essa é a primeira ressalva para se lembrar na pesquisa das moléstias pré-coloniais brasileiras: os índios não possuíam escrita, que por si é um fator limitante significativo. Para tentar desvendar o mistério das moléstias que afligiam esses povos, foi necessário apelar, além de testemunhos europeus pioneiros, para a arqueologia e ciências correlatas.

A possibilidade de estudar doenças em múmias – comuns em algumas regiões do Chile e Peru – é praticamente inexistente no Brasil, já que o clima quente e úmido e a composição química do solo não favorecem a mumificação natural e a consequente preservação de tecidos para análise.

Apesar desses inconvenientes, a já discutida ciência da paleoparasitologia encontrou em remanescentes arqueológicos uma grande variedade de macro e micro-organismos que poderiam ter sido nocivos à saúde das populações pré-coloniais.

Várias espécies de ácaros foram identificadas, além de *Hymenolepis nana* (tênia transmitida pela água, alimentos ou mãos sujas de fezes contaminadas, que pode causar diarreia e dores abdominais, além de perda de peso e debilidade), *Giardia duodenalis* (também conhecida como *G. lamblia*; quadro clínico e forma de transmissão semelhantes aos de *H. nana*) e *Entamoeba sp*. As amebas foram encontradas com frequência, mas não foi possível avaliar a presença da única de natureza patogênica, causadora de dores abdominais e disenterias, a *Entamoeba histolytica*. Por outro lado, raramente foram achados *Ascaris lumbricoides*, conhecidos como "lombrigas", parasitose mais frequente entre a população indígena atual. Até o momento, não foi encontrado o agente causal da esquistossomose, o *Schistosoma mansoni* – esse é um mistério que desafia a ciência, pois ele tampouco foi observado em sítios arqueológicos europeus, asiáticos ou africanos.

Outros parasitas encontrados nos sítios brasileiros são o *Enterobius vermicularis*, *Trichuris trichiura* e *Ancylostoma duodenale*. A enterobíase (oxiuríase), um dos parasitismos mais comuns no mundo, é exclusivamente humana e a contaminação, facilitada em aglomerações populacionais de higiene precária, ocorre por ingestão de alimentos ou inalação de pó infectado. O principal sintoma é o prurido anal, um incômodo que normalmente não causa maiores distúrbios. Ao contrário, os geoparasitas *Ancylostoma duodenale* e *Trichuris trichiura*, contraídos pela ingestão dos ovos ou pela penetração da larva pela pele (caso do *A. duodenale*), podem causar um quadro clínico exuberante, que depende da carga parasitária. Manifestações como diarreia crônica em crianças (na trichuríase) e anemia por perda sanguínea digestiva de aparecimento tardio – em razão da reabsorção de grande parte do ferro da hemoglobina perdida na luz intestinal (na ancilostomíase) – podem ter afetado os nativos, sem influenciar a sobrevivência dos pequenos grupos seminômades. Antes dessas descobertas da paleoparasitologia, o *Ancylostoma duodenale*, causador do popular amarelão, era considerado originário da África, mas na verdade isso se aplica apenas para outro ancilostomídeo, o *Necator americanus*.

Aqui se faz necessária uma ressalva: o simples encontro desses parasitas nos sítios arqueológicos não implica obrigatoriamente que tenha havido eclosão de doenças. Eles poderiam conviver com seres humanos durante anos, em um equilíbrio tênue, mas persistente, enquanto as condições ambientais e socioculturais do grupo assim o permitissem. Até o momento, os achados de nenhum sítio arqueológico no Brasil sugeriram a existência de enormes aglomerações populacionais. Os nativos enterravam suas fezes, mas a ocupação continuada de um sítio permitiria a contaminação do solo e da água por micro e macro-organismos, potenciais causadores de enfermidades.

Assim, é provável que o seminomadismo indígena tenha sido um fator preventivo de doenças causadas por alguns destes parasitas. Segundo curiosos relatos europeus nos primórdios do século XVI, os tupinambás justificavam as suas migrações periódicas por sentirem-se *"melhor trocando de ares e que se fizessem o contrário de seus avós, morriam depressa"*.

Não obstante ter-se iniciado neste tópico a apreciação de afecções simples e corriqueiras como as parasitoses intestinais pré-coloniais, elas não foram as únicas possíveis responsáveis por doenças entre a população indígena. Como um legado deixado para a história, outros males marcaram os despojos daqueles que viveram e morreram em um passado distante, mas não por isso totalmente inatingível.

OSSOS E DOENÇAS DO PASSADO – A TUBERCULOSE NAS AMÉRICAS

> *A tísica, portanto, se deve a uma ulceração do pulmão e costuma apresentar-se depois de uma tosse prolongada ou hemoptise. Acompanha-se de febre contínua, mais acentuada à noite.*
> Areteus, 81-138 d.C., Império Romano

Apesar da barreira imposta pelo clima e pelo solo na preservação de corpos, em alguns sítios arqueológicos brasileiros é possível a análise dos últimos tecidos a sofrer decomposição: dentes e ossos. Esses e outros remanescentes orgânicos são estudados pela paleopatologia, ciência que nasceu no século XVIII, ao se descrever pela primeira vez uma lesão no fêmur de um urso extinto. Esse osso, encontrado em uma caverna europeia, parecia conter um tumor, o que fez eclodir uma onda de discussões em torno do assunto. A partir desse achado, arqueólogos, paleontólogos e antropólogos, com a ajuda de patologistas como Rudolf Virchow (1821-1902), perceberam a possibilidade de estudar a antiguidade do sofrimento humano, mesmo considerando-se suas evidentes limitações.

A dificuldade dessa ciência está na interpretação das reações que os ossos apresentam à lesão, a destruição (osteólise) e a regeneração (osteossíntese). Ambas podem estar presentes em várias condições patológicas, como degenerações, doenças infecciosas ou tumores. Por apresentarem padrões macroscópicos muito semelhantes entre si, tais danos confundem até mesmo o profissional mais experiente. Desde o século XIX, Virchow chamava a atenção para o fato de que o mesmo padrão de lesões ósseas sugeria o diagnóstico da "gota das cavernas" em ursos, e de sífilis em índios pré-colombianos. Por essa fragilidade nos subsídios, muitos diagnósticos feitos pela paleopatologia em ossos são considerados apenas sugestivos e permanecem na dependência de uma interpretação conjunta com outros fatores do grupo estudado (por exemplo, os socioculturais).

Várias deformidades ósseas e dentárias encontradas em sítios brasileiros foram causadas por anomalias congênitas, o que sugere um alto grau de casamentos consanguíneos entre os nativos. Além de irregularidades no desenvolvimento, como o fechamento precoce ou agenesia de suturas cranianas, fusões dentárias, não formação de vértebras e nanismo, foram encontradas outras resultantes da desnutrição, vícios posturais e atividades laborais repetitivas (já descritas ao longo deste capítulo). Contudo, uma doença que gerou polêmica sobre sua possível presença pré-colombiana foi a tuberculose, especialmente em sua forma óssea (sobre a doença, ver Box 3).

Box 3 – Tuberculose

Na tuberculose, os pulmões são os mais atingidos, mas o mal pode também alcançar os rins, a pele, os intestinos e outros órgãos. Dependendo da gravidade das lesões, é capaz de evoluir lentamente ou aparecer de modo intenso e ter uma evolução mais rápida e letal ("galopante"). Os sintomas clássicos são febre, tosse com expectoração sanguinolenta, falta de apetite e emagrecimento.

Em sua forma óssea, a tuberculose ocorre na coluna em cerca de 50% dos casos e pode resultar na perda de um corpo vertebral. Essa perda causa colapso das estruturas vertebrais anteriores e consequente desvio na coluna de 30 a 35°, que forma uma cifose (giba). Os sintomas neurológicos observados (paralisias, paresias) são determinados pela destruição óssea e/ou formação de abscessos frios, que levam à compressão e inflamação medular ou das raízes nervosas. Esses danos foram descritos em autópsias pela primeira vez em 1779, por *sir* Percival Pott (1714-1788). Desde então, a doença é conhecida como mal de Pott; ela tem sido descrita em populações do passado, incluindo múmias egípcias. Na atualidade, reconhece-se a concomitância de lesões ósseas e pulmonares em 10 a 15% dos casos, mas em épocas precedentes à antibioticoterapia é provável que a tuberculose óssea fosse observada com maior frequência.

O termo "tuberculose" é recente: ele foi cunhado em 1839 por Schöenlein (1793-1864), baseado no nome dado em 1680 por Sylvius à lesão nodular, o tubérculo, encontrado em pulmões de doentes. Até então, a doença era conhecida como *tísica* (palavra derivada do verbo grego *phthiso*, que significa decair, consumir, definhar) ou *consunção* (do latim, *consumptio onis*, de mesmo sentido que o termo grego). Popularmente era chamada de "peste branca" e "mal do peito". As origens dessa enfermidade infectocontagiosa não estão, até o momento, completamente esclarecidas. A hipótese mais aceita é que ela tenha surgido há aproximadamente oito mil anos, a partir do contato com auroques (*Bos primigenus*) – bois selvagens extintos no século XVII – contaminados com a bactéria causadora da tuberculose bovina – *Mycobacterium bovis*. Acredita-se que pequenos núcleos populacionais – que teoricamente não favoreceriam a perpetuação da doença – mantiveram desde o período pré-histórico uma discreta endemicidade, e a disseminação da tuberculose teria acompanhado as sucessivas e crescentes correntes migratórias humanas.

Nem sempre a *tísica* teve a importância epidemiológica que alcançou nos séculos XIX e XX. Numa época em que a medicina ocidental dava seus primeiros passos, Hipócrates (450 a.C.) afirmava que um tísico nascia de outro igualmente doente. Essa teoria persistiu por centenas de anos, na esteira da incontestação de textos clássicos que perdurou durante muito tempo na medicina. A transmissibilidade da moléstia foi evidenciada somente no século XIX (1865) por Vellemin, que inoculou em animais de laboratório material de pessoas doentes. A descoberta do bacilo causador da tuberculose humana (*Mycobacterium tuberculosis*), em 1882, por Robert Koch (1843-1910) e o surgimento, em 1895, da radiografia (Roentgen, 1845-1923) resultaram numa melhor caracterização clínica da doença e consequente aprimoramento diagnóstico. Até essa época, os conhecimentos sobre a *tísica* eram rudimentares e confundiam-na com doenças tais como a bronquite e o câncer pulmonar. Seus achados em autópsias, contudo, são típicos e virtualmente incontestáveis.

A presença da tuberculose pré-colombiana na América do Sul foi confirmada em achados arqueológicos no Peru, Venezuela e Chile. Nesses sítios, a boa preservação de tecidos permitiu o diagnóstico, inclusive de sua forma disseminada (miliar). Todavia, acredita-se que a doença e seu agente causal teriam comportamentos diferentes aos observados após a colonização europeia, conjetura defendida por Clark e colaboradores.

Esses autores sustentam que a tuberculose americana original teria ocorrido pela contaminação humana com uma micobactéria livre, primitiva, quiçá a *Mycobacteria bovis*, menos virulenta que a trazida pelos europeus após a descoberta das Américas. Considerando-se essa hipótese, outros animais poderiam ter servido como reservatórios naturais, tais como os búfalos, gatos e cães selvagens, além da útil e versátil lhama andina.

Não foram encontradas, até o momento, evidências da *tísica* no Brasil pré-Cabral. Não se pode afirmar, entretanto, que ela não tenha existido, pois, como já mencionado, nossas condições climáticas são desfavoráveis à preservação de tecidos moles que permitiriam estudos paleopatológicos concluentes. Entretanto, na atualidade, esses dados são reforçados por não terem sido encontradas formas típicas do bacilo em indígenas brasileiros não aculturados.

A situação é bastante diferente para aqueles que tiveram contato com a "civilização": os índices de tuberculose são alarmantes e muito acima dos encontrados na população brasileira em geral – entre os indígenas, a frequência da doença chega a ser vinte vezes superior. Tal disparidade é explicada pela resposta imune deficiente dessas tribos e é prova substancial de que apenas a antibioticoterapia, de importância inquestionável, não é suficiente para o controle de uma infecção.

O estudo da tuberculose em populações do passado não tem se restringido à simples observação anatômica das lesões encontradas. Ele tem avançado através de uma técnica especial surgida no final do século xx: a PCR (reação em cadeia da polimerase), um método auxiliar significativo na confirmação de diagnósticos realizados pela paleopatologia. Diante da persistência de estruturas moleculares nos remanescentes arqueológicos, a técnica permite a ampliação *in vitro* de regiões específicas de DNA e oferece, assim, um enorme potencial de diagnóstico não apenas da *tísica*, mas de outras moléstias no passado. Foi essa a técnica que permitiu a detecção de DNA bacteriano em alguns remanescentes chilenos e peruanos, confirmando a presença da tuberculose na América andina há pelo menos dois mil anos.

Através da PCR, foi também possível o diagnóstico de outra moléstia pré-colombiana, cuja presença fora questionada. A técnica fez calar as controvérsias sobre a doença de Chagas, um mal que ainda aflige os sertões e cidades brasileiras.

A DOENÇA DE CHAGAS

> *[...] estes têm um ferrão com que picam, à noite, depois de apagada a luz, tão delicadamente que não se sente [...] são torpes dos pés por os terem longos e delgados, e enchem a barriga com o sangue sugado, não podendo andar.*
> Frei Reginaldo Lizarraga, século XVI

A doença de Chagas é uma parasitose causadora de cardiopatia e distúrbios digestivos incapacitantes, cujos aspectos fisiopatológicos complexos continuam gerando polêmicas, apesar de decorridos mais de cem anos de sua descoberta (1909). Originalmente restrita a animais – dentre eles tatus e pequenos roedores –, o ciclo parasitário parece ter permanecido em equilíbrio na natureza até que a interferência humana levasse ao surgimento da doença propriamente dita. A principal via de transmissão são insetos hematófagos – que a sabedoria popular logrou chamar barbeiros, pelo hábito de picar o rosto de suas vítimas. Esses insetos, conhecidos pelo nome genérico *Triatomíneos*, carregam no sistema digestivo o protozoário *Trypanosoma cruzi*, causador da doença de Chagas (sobre a moléstia, ver Box 4).

Box 4 – Doença de Chagas

A doença de Chagas tem ampla distribuição geográfica nas Américas – casos são encontrados do sul dos Estados Unidos até o extremo Chile. Ela cursa com uma fase, quando se observa um alto índice de parasitismo e a vítima se apresenta assintomática ou com febre, aumento do fígado e baço, além do sinal de Romaña (presente em 70 a 80% dos casos em áreas endêmicas). Esse sinal é caracterizado por um inchaço palpebral com sinais inflamatórios, representando o local de picada do inseto hematófago e consequente porta de entrada dos parasitas no organismo (ao mesmo tempo que suga o sangue da vítima, o inseto defeca e os parasitas migram das fezes para o local da picada e alcançam a corrente sanguínea). Essa via de transmissão é a mais comum, porém não é única. Pode haver transmissão transplacentária, pelo leite materno, por transfusão sanguínea, pela ingestão direta e acidental do protozoário ou ainda por transplantes ou acidentes de laboratório.

Mais de 50% dos indivíduos infectados permanecem assintomáticos, contudo, outros podem evoluir para a fase crônica, que apresenta grande variedade de formas clínicas. Dentre elas destacam-se a falência das funções cardíacas, que culmina com o surgimento de arritmias, insuficiência cardíaca e/ou bloqueios de condução elétrica; e aumento de vísceras digestivas, tais como o megaesôfago e megacólon, que causam respectivamente dificuldade para deglutição e constipação intestinal crônica.

Do período inicial da colonização no Brasil, não se tem notícia de descrições conhecidas desses vetores – os indígenas possuíam apenas o designativo genérico de "aravers" (*arabê* ou *aravé*) para besouros, baratas e similares, e os colonizadores não se interessariam em descrever um inseto sem qualquer valor comercial. No restante das Américas, a mais antiga citação de um *Triatomíneo* (transcrita no início desta seção) é do padre

Reginaldo Lizarraga (1590), quando passava por Tucumán (Argentina). É possível que o clérigo estivesse descrevendo o *Triatoma infestans*, que dentre os barbeiros, é o de maior importância epidemiológica, pois seus hábitos são exclusivamente domiciliares – ele precisa do elemento humano para sobreviver. Acredita-se que ele tenha sido introduzido no Brasil procedente da região andina a partir do século XVIII, quando grandes extensões de mata nativa do interior foram derrubadas a favor da agricultura da cana-de-açúcar e do café. Como esse vetor necessita de grandes espaços para invasão, os recém-abertos campos forneceram-lhe os meios propícios para a disseminação.

Contudo, apesar da virtual ausência do principal vetor da doença de Chagas durante o período pré-colonial, existem espécies nativas de triatomíneos, como o *Panstrongylus megistus* e o *Triatoma brasiliensis*, que podiam ter assumido importância na transmissão. Em ambos, a característica comportamental básica está no hábito de invadir o domicílio mesmo quando não estão esgotadas as fontes alimentares no peridomicílio, ou seja, como o *Triatoma infestans*, eles procuram pequenos vãos nas casas de pau a pique onde possam se esconder e de onde saem para atacar suas vítimas à noite.

Não obstante a transmissão principal da tripanosomíase ser vetorial, outras vias são encontradas, entre elas a transmissão oral parece ter tido importância no período pré-colonial. Câmara Cascudo, em seu livro *História da alimentação no Brasil*, esclarece que os nativos alimentavam-se de carnes moqueadas semicruas (incluindo humanas), um risco potencial na difusão de doenças, em especial, as causadas por protozoários. A transmissão da doença de Chagas por esse mecanismo seria semelhante àquela observada em outras regiões da América Latina – Rothhammer e colaboradores acreditam que a moléstia esteve presente no Chile mesmo antes dos grupamentos indígenas tornarem-se sedentários. A contaminação teria ali ocorrido pela ingestão da carne crua de pequenos roedores e camelídeos, mas a doença só se tornaria epidemiologicamente significativa após a definitiva adaptação do *Triatoma infestans* ao convívio humano.

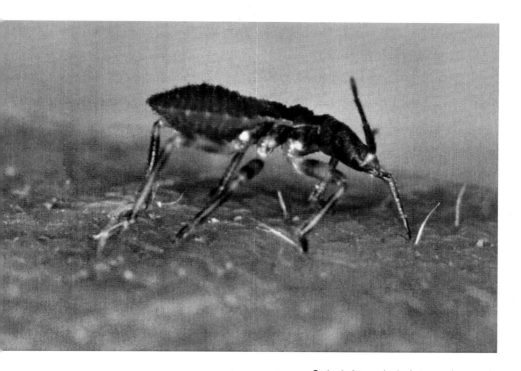

Os barbeiros, principais transmissores da doença de Chagas, foram descritos pela primeira vez na Argentina, no século XVI. A ausência de relatos no Brasil nesse período não significa a ausência da doença entre indígenas e colonizadores.

Evidências da presença remota da tripanosomíase americana também foram encontradas nos Estados Unidos (vale do Rio Grande) e no Brasil. No sítio arqueológico da serra da Capivara (Piauí), considerado um dos mais antigos das Américas, encontraram-se vestígios da presença de animais reservatórios e vetores em cavernas ocupadas pelos primitivos habitantes. Ao longo do rio Peruaçu, norte de Minas Gerais, a presença do *Trypanosoma* foi confirmada nos despojos de uma mulher falecida entre 1.200 e 600 anos atrás no Brasil, por meio da ampliação *in vitro* de regiões específicas de DNA parasitário (PCR). Através da mesma técnica, e também em Minas Gerais, o diagnóstico da tripanosomíase foi possível em um maior contingente de indivíduos, cujos remanescentes foram estimados com datações de 7 mil e 600 anos antes do presente (AP). Em pelo menos um deles há evidências da presença de um grande megacólon, uma das possíveis manifestações clínicas secundárias à parasitose. Essas foram as provas finais e incontestáveis de que a doença de Chagas existiu entre os indígenas no Brasil.

Todavia, apesar dos indícios, é pouco provável que a doença tenha atingido, no período pré-colonial, a importância epidemiológica que alcançou no Brasil a partir do século XIX. A intervenção indígena no meio ambiente por milhares de anos jamais foi tão contundente quanto a provocada pelas populações ditas "civilizadas", principalmente quando grandes migrações dirigiram-se para o interior. Além disso, a extrema virulência da doença de Chagas observada nas primeiras décadas do século XX sugere que a inserção significativa do parasita no Brasil, ao contrário dos países andinos, tenha sido recente. No Chile, por exemplo, o quadro clínico da doença é menos grave, e entre as explicações para a variação geográfica da doença está a sua antiguidade na população, que resultaria em uma resposta imune mais eficaz. Naquele país, achados através da técnica da PCR constataram que a doença de Chagas está presente nas Américas há pelo menos 4 mil anos, mais antiga, portanto, que as evidências de tuberculose até agora encontradas.

A situação de equilíbrio entre parasita, seres humanos e doença pode ser observada em outras moléstias que permanecem vivas na população. Um exemplo notório é a leishmaniose, cujo comportamento clínico e laboratorial na região amazônica sugere uma adaptação imune dos indivíduos maciçamente expostos a ela. Um comportamento que merece ser comentado, mesmo que brevemente.

A DOENÇA DOS NARIZES

> *[...] digo a quem vem aos Andes que aqui há um mal dos narizes semelhante ao Mal de Santo Antão, que não tem cura; existem alguns remédios para refreá-lo, mas no fim o mal volta e mata suas vítimas. Isso ocorre a todos os índios não nascidos e criados nestes Andes que aqui adentram, e em alguns naturais que, por causa do mal, são muito poucos.*
> Tradução livre da escrita de Pedro Pizarro, século XVI

A leishmaniose é causada por diferentes espécies de protozoários – as leishmanias – que podem danificar vísceras (calazar) ou a pele e mucosas (leishmaniose tegumentar americana – LTA). A última, de maior importância epidemiológica e mais facilmente identificável através de narrativas históricas, será de agora em diante exclusivamente considerada neste tópico. Transmitida por insetos da família *Phlebotominae,* as leishmanias podem causar ulcerações na pele e em mucosas além de destruir cartilagens, principalmente na face. Consequentemente, uma das principais características é o desabamento nasal, que dá um aspecto peculiar às suas vítimas. A moléstia, apesar da aparente antiguidade na população nativa, parece ter adquirido maior relevância no Brasil apenas com a dispersão de migrantes nordestinos durante o ciclo da borracha na Amazônia.

A antiguidade da LTA nas Américas está comprovada menos em esqueletos do que em manifestações artísticas: antigas peças de cerâmica da era pré e pós-colombiana – os huacos peruanos – mostram pessoas com deformidades faciais que sugerem a existência da doença durante o Império Inca. O primeiro relato publicado sobre a manifestação clínica mais notável é de 1571 (ver epígrafe anterior) e seu autor, Pedro Pizarro (1515-1602), primo do famoso conquistador Francisco, baseou-se nas observações colhidas durante campanhas militares entre 1531 a 1555. Além de batizar o mal como "doença dos narizes", comparou-a ao "mal de Santo Antão" (hanseníase) e constatou sua alta incidência na região oriental do atual Peru, próxima à Amazônia.

A teoria da origem andina da leishmaniose é a que mais se destaca na literatura especializada, mas interessantes estudos baseados em epidemiologia e distribuição geográfica em ecossistemas diversos de um de seus agentes causais – a *Leishmania (V.) braziliensis* – sugerem que a doença humana surgiu na Amazônia ocidental, principalmente ao sul do rio Marañon/ Solimões/ Amazonas. Essa teoria encontra respaldo na análise comparativa entre a heterogeneidade genética do parasita na região amazônica e a homogeneidade encontrada fora desta região, possivelmente levada por migrações humanas sazonais.

O fato da doença não ter sido observada entre indígenas brasileiros antes do século XIX é em parte explicado por um mecanismo aparentemente contraditório. Há na Amazônia brasileira um alto índice de infecção por *Leishmania*, comprovada pela hipersensibilidade à reação sorológica de Montenegro. No entanto, nessa população há predomínio de formas subclínicas. Poucos são os casos de úlceras cutâneas que, quando presentes, têm elevada tendência à cura espontânea – e esse é um flagrante de uma resposta imune eficaz para parasitas específicos de seu meio ambiente. Durante séculos, as populações indígenas amazônicas, que estiveram em contato com o parasita e seus descendentes, adquiriram a propriedade de defender-se contra eles (ver capítulo "Visões do paraíso"). Assim, certamente a leishmaniose esteve presente muito antes da primeira descrição no Brasil, feita pelo frade dom Hipólito Sanches Rangel de Fayas y Quiros, que em 1827 navegou pelo Solimões/Amazonas até o Pará.

PAJÉS, SOPROS, FUMIGAÇÕES: A MEDICINA BRASILÍNDIA

> *Entre este gentio tupinambá há grandes feiticeiros [...] vivem em casa apartada cada um por si, a qual é muito escura e tem a porta muito pequena, pela qual não ousa entrar ninguém [...] nem de lhe tocar em coisa dela [...] A estes feiticeiros chamam os tupinambás de pajés [...] (Quando os pajés) lhe dizem: "Vai que hás de morrer", ao que chamam "lançar a morte" [...] são tão bárbaros que se vão deitar nas redes pasmados, sem quererem comer; e de pasmo se deixam morrer, sem haver quem lhes possa tirar da cabeça que podem escapar do mandado dos feiticeiros.*
> Gabriel Soares de Souza, século XVI

Todas as sociedades humanas padeceram de enfermidades e geraram hipóteses sobre suas causas e métodos para enfrentá-las – todas, assim, criaram sua própria medicina. A observação da vida, da natureza e de seus fenômenos provavelmente deu origem à especulação mais antiga acerca da etiologia das doenças: a do corpo estranho. Ao examinar as consequências de acidentes, injúrias e ferimentos de guerra, queimaduras, espinhos encravados, o homem primitivo entendeu serem fatores externos os perturbadores de sua saúde. Visíveis ou invisíveis, esses elementos passaram a ser representados por objetos que simbolizavam as ações de espíritos ou divindades, poderosos o suficiente para deixar sequelas em seus corpos. Assim, para os povos primitivos, os fenômenos naturais eram indistinguíveis dos sobrenaturais e tal percepção é refletida na terapêutica, usada dentro de uma racionalidade peculiar a todos esses povos. Analisando essa medicina, o historiador Fielding Garrison (apud Ackernecht, 1985) assevera:

> Se pretendermos entender a atitude da mente primitiva sobre o diagnóstico e tratamento da enfermidade, devemos admitir que a medicina em nosso sentido, foi uma só fase de um conjunto de processos mágicos ou místicos, desenhados para fomentar uma existência humana melhor, tal como prevenir a cólera dos deuses ofendidos ou de espíritos malignos, implorar pelo fogo, pela chuva, purificar as águas ou as estâncias, fertilizar os solos, aumentar a potência sexual ou a fertilidade, prevenir ou liquidar infortúnios das [...] enfermidades [...].

Essas concepções encaixam-se perfeitamente no que sabemos da cultura brasilíndia encontrada por Cabral. Doença e morte eram consideradas consequentes ao roubo de uma ou mais almas do enfermo ou a um corpo envenenado por elementos perturbadores. Através de rituais que incluíam a interpretação de sonhos, ingestão de bebidas mágicas e a comunicação com os espíritos, os pajés – responsáveis pelas práticas médicas – procuravam a cura através da descoberta de um espírito raptor. Quando encontrado, retomavam-lhe a alma roubada e devolviam-na ao paciente. Alguns pajés sugavam a parte do corpo acometida pelo mal e tiravam da boca um espinho, graveto ou outro objeto qualquer, anunciando ser esse o causador da doença, na vã tentativa de materializá-la.

O canto do gavião carcará (*Polyborus vulgaris*), porventura percebido, pressagiava a morte do paciente.

O aprendizado do pajé era concretizado através do mais antigo método de que se tem notícia: o discípulo acompanhava as práticas do mestre, que transmitia os conhecimentos diretamente ao aprendiz. Este passava por rituais de iniciação, que incluíam jejuns prolongados, submissão à picada de vários insetos e beberagem de poções secretas. Uma vez considerado apto, o iniciante passava a gozar de privilégios na tribo.

Na prática o pajé iniciava sua "consulta" com as mesmas ferramentas de um médico moderno: interrogava o doente sobre seus hábitos urinários e intestinais, banhos e por onde andara. Ele principiava o tratamento com rituais para satisfazer o sobrenatural, mas não descartava medidas terrenas. O armamentário indígena incluía o sangue humano ou de animais, considerados revigorantes e a saliva como cicatrizante, mas nunca fezes, por serem consideradas impuras. Também usavam a cabeça ou cauda de ofídios, gordura de onça, sapos queimados, bicos, chifres, ossos e garras que, reduzidos a pó, eram dissolvidos em água e consumidos após decocção. Quando necessário, o pajé realizava manipulações cirúrgicas simples e reduções de fraturas – como "tala" ele utilizava a bainha das folhas de palmeiras.

A sangria era realizada para fins preventivos e no tratamento de afecções localizadas ou gerais. Uma forte dor de dente, por exemplo, era motivo para escarificação (corte superficial) das gengivas. O termo "escarificar" parece o mais correto, pois diferentemente dos europeus, os indígenas usavam dentes de animais, ossos afiados ou ferrões de arraia que não provocavam sangrias abundantes.

Um dente que doía recebia o mesmo tipo de tratamento do outro lado do Atlântico: a extração. Hans Staden, em 1554, prisioneiro dos tupinambás, protagonizou um episódio espirituoso ao declinar do tratamento indígena para sua terrível dor de dente. Apavorado, o aven-tureiro não abriu a boca quando um nativo armado de um primitivo boticão de madeira quis literalmente arrancar seu problema dentário.

Tratamentos menos agressivos, contudo, eram igualmente utilizados. O calor, que tinha um significado especial para os brasilíndios, era considerado importante no processo de cura. Para provocar a sudorese, acendia-se uma fogueira sob a rede do doente; para inflamações ou ferimentos de difícil cicatrização, enchia-se uma cova com brasas alimentadas por galhos verdes e ervas frescas e após fechá-la parcialmente, o calor era direcionado para o membro ou órgão afetado. Depois de seca a ferida, derramava-se sobre ela sumo de vegetais.

Durante a fase de cura, o pajé incluía procedimentos como a fumigação ou soprar o paciente, objetivando transmitir-lhe sua força mágica. Na convalescença, o doente devia evitar tocar ou mesmo ouvir a voz de fêmeas de animais e mulheres, principalmente se menstruadas.

Além de feridas – muitas vezes consequência das guerras intertribais –, havia frequentes casos de envenenamentos e picadas de animais peçonhentos, febres e uma doença muito comum entre os indígenas: o pian. A doença era causada por bactérias, uma treponematose não venérea também conhecida por framboesia ou bouba. Não obstante afetar crianças e pré-adolescentes, a semelhança das lesões cutâneas com a sífilis confundia os antigos cronistas (ver Box 5).

Box 5 – Treponematoses não venéreas

No Brasil, o pian era ainda uma importante endemia até a metade do século xx, quando uma intensa campanha de erradicação do seu agente causal, o *Treponema pertenue*, tornou-a epidemiologicamente insignificante. A transmissão podia ser direta, por uma lesão cutânea, ou podia ocorrer através de objetos contaminados ou insetos que se nutriam nas lesões. Estas, assim como no caso da sífilis, podiam coexistir com alterações ósseas que muitas vezes causavam deformidades e mutilações.

O pian não era a única treponematose encontradiça no Brasil antigo. A pinta, causada pelo *Treponema carateum*, é uma doença transmitida por contato direto. Ela produz lesões apenas na pele, que adquire aspecto esbranquiçado e descamativo. Tem baixa contagiosidade e quando não tratada pode acompanhar o indivíduo até a morte. No Brasil atual ocorre esporadicamente, exceto em algumas tribos amazônicas, onde é endêmica. O viajante von Martius descreveu, em 1844, as características dessas lesões circinadas, esparsas por todo o tegumento, na tribo que recebera o nome puru-puru, que em tupi significa "a pele se descama". A afecção, encontrada tão comumente nessa comunidade, não era considerada extraordinária e muito menos interpretada como uma doença. Somente em 1908, Juliano Moreira associou as lesões com essa moléstia originária das Américas e observada também no México, Colômbia e Venezuela.

Outro problema comum entre os indígenas era a tungíase. Causada pela penetração de uma pulga na pele – a *Tunga penetrans,* também conhecida como bicho-do-pé –, foi uma das poucas parasitoses que tomaram o sentido contrário da rota migratória habitual e se espalhou das Américas para a África. Os índios retiravam a tunga com estiletes e embebiam a ferida com extrato de plantas. É novamente Gabriel Soares de Souza que nos dá informações a respeito dessa afecção, que se constituiu em problema maior para os colonos do que para os índios:

> [...] criam-se em casas despovoadas, como as pulgas em Portugal, e em casas sujas de negros que não as alimpam, e dos brancos que fazem o mesmo, mormente se estão em terra solta e de muito pó, nos quais lugares estes bichos saltam como pulgas nas pernas descalças; mas nos pés é a morada a que eles são mais inclinados, mormente junto às unhas [...] aos preguiçosos e sujos fazem estes bichos mal, que aos outros homens não; porque em os sentindo os tiram logo com a ponta de alfinete [...] e os que estão entre as unhas, doem muito ao tirar, porque estão metidos pela carne, os quais se tiram em menos espaço de uma Ave-Maria [...] mas os preguiçosos

e sujos, que nunca lavam os pés, deixam estar os bichos neles, onde vêm a crescer e fazerem-se tamanhos como camarinhas e daquela cor; porque estão por dentro todos cheios de lêndeas e como arrebentam vão estas lêndeas lavrando os pés, do que se vêm a fazer grandes chagas [...].

O senhor de engenho que tudo relatava ao rei de Espanha (então governante de Portugal e suas colônias), referindo-se a outros ectoparasitas, informava que havia poucas pulgas no Brasil – que os índios chamavam de *tungaçu* e eventualmente encontravam-se piolhos nas redes de dormir que estivessem sujas.

Soares de Souza fez ainda outra importante revelação: a presença da malária entre os brasilíndios.

TERÇÃS, QUARTÃS E OS INDÍGENAS

(A malária) torna o homem inapto
para o trabalho e para os prazeres da vida [...].
Patrick Manson, século XIX

A malária, velha conhecida da humanidade, originou-se possivelmente na África, tida não só como o "berço da humanidade", mas também de muitos de seus flagelos. Em sua arrasadora marcha, acompanhou a saga migratória humana pelos diferentes continentes, sobretudo em latitudes de clima quente, poupando os árticos. Sua presença pode ser reconhecida desde os primórdios das civilizações em escritos chineses de 3000 a.C., mesopotâmicos (2000 a.C.) e em escrituras vedas na Índia (1800 a.C.), sempre atribuída à punição de deuses ou maus espíritos. No século V a.C., Hipócrates foi o primeiro a descrever pormenores de seu quadro clínico e relacionou as febres que apareciam ciclicamente a cada 2 ou 3 dias, às estações do ano e lugares frequentados pelos doentes, sobretudo regiões pantanosas (sobre a doença, ver box 6). Depois desse período, a malária fez parte das narrativas médicas principalmente na Grécia, Itália e partes da Europa, onde era conhecida por "febre romana".

> **Box 6 – Malária**
> O agente causador da malária tem uma variedade de cepas de diferentes virulências que confere quadros clínicos diversos da doença. Eles estão representados especialmente por febre terçã ou quartã, que ocorre em períodos bem definidos de 36, 48 ou 72 horas. O *Plasmodium* causa a ruptura de hemácias e células hepáticas, proliferação do sistema reticuloendotelial e deposição de pigmentos derivados da hemossiderina e malárico, que impõe ao paciente uma cor amarelo-terrosa. O acesso malárico típico caracteriza-se por intenso calafrio, náuseas e/ou vômitos, dores musculares e abdominais, aumento do fígado e baço, fraqueza e anemia. Apesar do quadro clínico exuberante é rara a morte causada pela doença, exceto quando o agente causal é o *P. falciparum*.

Nenhum achado terapêutico extraordinário foi encontrado até o século XVII, quando a Europa conheceu um produto extraído da casca de uma árvore originária das Américas para controle das febres – a quina (ver Box 7) – que influenciou não apenas no prognóstico da doença, como também toda a terapêutica médica ocidental.

> **Box 7 – Sobre a quina**
> Não obstante existirem várias histórias sobre o encontro da quina, a separação entre mito e realidade é muitas vezes impossível. Conta-se que um indígena acometido de febre intensa perdera-se na floresta, junto às montanhas úmidas dos Andes. Ali, em meio a várias árvores conhecidas por quina-quina, o nativo teria encontrado uma pequena poção de água impregnada com um sabor amargo, provavelmente pelo contato com aqueles vegetais.

Sedento, bebera-a e, para sua surpresa, a febre cedeu e ele foi capaz de encontrar o caminho de volta a seu povoado. Desde então, os índios teriam passado a usar um preparado dessas árvores para combate e prevenção das febres.

Em outra história, conta-se que, entre 1628 e 1639, a condessa de Cinchon, esposa do vice-rei do Peru, teria sido curada de um ataque de malária mediante a ingestão de um preparado de quina-quina. Por esse motivo, o botânico Lineu (1707-1778), em 1742, teria dado o nome de Cinchona ao gênero dessas árvores.

De concreto, sabe-se que o conhecimento inca dessa terapêutica foi absorvido e registrado pelos jesuítas, tão logo comprovada sua eficácia. Em 1633, o padre Antonio de la Calancha, em sua *Crônica de Santo Agostinho*, relatou:

> Uma árvore cresce, que eles chamam de árvore da febre, na região de Loxa, cuja casca tem cor de canela. Quando transformada em pó, juntando-se uma quantidade equivalente ao peso de duas moedas de prata, e oferecida ao paciente como bebida, ela cura febre e [...] tem curado miraculosamente em Lima.

O preparado, usado largamente pelos clérigos no Peru, passou a ser conhecido como "pó dos jesuítas". O princípio ativo – quinina – é um alcaloide que foi quimicamente isolado apenas em 1820, e, no presente, as *Cinchonas* (foram descritas cerca de 38 a 50 espécies de árvores e 150 variedades de arbustos perenes do gênero) são consideradas como as que salvaram muitos da tragédia da malária.

A doença é também conhecida por maleita, paludismo/impaludismo (do latim *palus*, pântano), febre terçã ou quartã – as duas últimas designações referem-se ao ciclo de aparecimento da febre. O termo "malária", provavelmente cunhado no século XVIII, origina-se na crença de que a moléstia era causada por miasmas, ares pestilentos proveniente de pântanos (em italiano, "*mal aira*", ar mau).

A presença da malária nas Américas é motivo de várias especulações. Dentre elas está a possibilidade de ter sido trazida em migrações transoceânicas pré-históricas. Acredita-se que fosse causada originalmente pelo *Plasmodium vivax* ou *P. malariae*, determinantes respectivamente da febre terçã benigna e da febre quartã, ambas causadoras de um quadro clínico brando. Até a atualidade, dentre as populações ribeirinhas isoladas da Amazônia, a doença apresenta-se assintomática ou com sintomas muito amenos, o que revela que o homem e a malária podem coexistir em um equilíbrio suportável.

A febre terçã maligna, gerada pelo *P. falciparum* e real causadora da maioria das mortes por malária, teria sido trazida da África com o tráfico negreiro. Ela encontrou na exuberância das florestas do Novo Mundo e na diversidade de insetos um ambiente propício para a disseminação e foi palco de diversas tragédias que afligiram a população colonial. Ainda hoje o *P. falciparum* contribui significativamente com a morbidade de populações interioranas amazônicas, incluindo os grupamentos indígenas que tiveram algum contato ou proximidade com a chamada "civilização".

Para espanto dos europeus do século XVI, os indígenas portadores de febre jogavam-se na água na tentativa de diminuírem a temperatura corporal. O pajé, por sua vez, tentaria debelar o incômodo sintoma através de uma arma poderosa, uma sabedoria milenar transmitida por seus ancestrais – o uso de uma flora de incrível diversidade e a possibilidade de nela encontrar respostas aos diversos males que observava.

A SABEDORIA DAS SELVAS

> *[...] não há enfermidade contra a qual não haja ervas em esta terra, nem os índios naturais dela têm outra botica ou usam de outras medicinas.*
> Frei Vicente do Salvador, século XVI

Há milhares de anos, o homem primitivo, em consequência da transformação do seu estilo de vida – passando de colhedor a caçador –, precisou enfrentar acidentes, moléstias e outras perturbações corporais. Para arcar com esses novos desafios, precisou atingir um estágio mínimo de evolução cultural em conjunto com seu avanço na escala evolutiva biológica, estágio este que o capacitaria a somar a sua experiência consciente ao seu instinto animal. Assim, não só aprendeu a reconhecer plantas capazes de ajudar a cicatrizar feridas, curar doenças e aliviar a dor, mas também – faculdade essencial e igualmente importante – a distinguir essas plantas daquelas que podiam lhe ser nocivas. São esses conhecimentos empíricos, incorporados no herbalismo e transmitidos de geração em geração, que caracterizam as práticas médicas chamadas primitivas.

Como todos os povos nativos dos trópicos, os brasilíndios souberam beneficiar-se da enorme diversidade da flora e fauna das suas terras. Os seus vastos conhecimentos da vida vegetal oriundos da sua familiaridade com as plantas capacitaram-nos a utilizar-se daquelas que possuíam propriedades medicinais.

Seus conhecimentos, passados de geração em geração, possivelmente não teriam nos alcançado não fossem os relatos de aventureiros e colonizadores. Embora o conteúdo de seus relatos difira em certas particularidades, viajantes e cronistas da época são unânimes em sua admiração pelos vegetais usados nestas terras para fins medicinais. Nem sempre as indicações terapêuticas das plantas mantiveram-se inalteradas ao longo do tempo. Dois conhecidos exemplos são o guaraná (*Paullinia cupana* Kunth), originalmente prescrito para combate às disenterias, e o maracujá (*Passiflora spp.*) para febre.

Jean de Léry (1534-1611) em 1563 descreveu o uso do hiyuaré (Hinuraé) – possivelmente *Pradosia glycyphloea* (Casar.) – empregado pelos indígenas contra o *pian*. Ele também menciona o petyn, posteriormente identificado como tabaco (*Nicotiana tabacum* e outras da família das solanáceas), que permitia, segundo ele, mitigar a fome em períodos de guerra e escassez alimentar, além de – ecoando a medicina galênica – "*destilar os humores [...] do cérebro*":

Em vista das virtudes que lhe são atribuídas goza essa erva de grande estima entre os selvagens; colhem-na e a preparam em pequenas porções que secam em casa. Tomam depois quatro ou cinco folhas que enrolam em uma palma como se fosse um cartucho de especiaria; chegam ao fogo a ponta mais fina, acendem e põem a outra na boca para tirar a fumaça que apesar de solta de novo pelas ventas e pela boca os sustenta a ponto de passarem três a quatro dias sem se alimentar, principalmente na guerra ou quando a necessidade os obriga à abstinência. Mas os selvagens também usam o petyn para destilar os humores supérfluos do cérebro, razão pela qual nunca se encontram sem o respectivo cartucho pendurado no pescoço. Enquanto conversam costumam sorver a fumaça, soltando-a pelas ventas e lábios como já disse, o que lembra um turíbulo. O cheiro não é desagradável. Não vi porém mulheres usá-la e não sei qual seja a razão disso mas direi que experimentei a fumaça do petyn e verifiquei que ela sacia e mitiga a fome.

Para o "bicho-de-pé" (tungíase), os indígenas untavam a lesão com o óleo de uma fruta chamada hibourouhu (*Myristica L.*). Thevet (1502-1590), monge franciscano que permaneceu em terras brasileiras entre 1555 e 1556, em seu livro *Singularidades da França Antarctica a que outros chamam de América*, considerava esse óleo próprio para a cura de feridas e úlceras, provando ele mesmo sua ação terapêutica.

Pero de Magalhães Gândavo (?-1579), na bela obra publicada em 1567, *História da província de Santa Cruz a que vulgarmente chamamos Brasil*, foi o primeiro a descrever o óleo de copaíba (*Copaifera sp.*) como analgésico e cicatrizante eficaz. O seu sucesso terapêutico correu mundo e, durante o século XVII, chegou a ser, ao lado do cravo, anil e tabaco, um dos principais produtos de exportação das províncias do Grão-Pará e Maranhão.

Contudo, é a admirável obra *Tratado descritivo do Brasil de 1587*, de Gabriel Soares de Souza (1540-1594), que se perpetuou em verda-

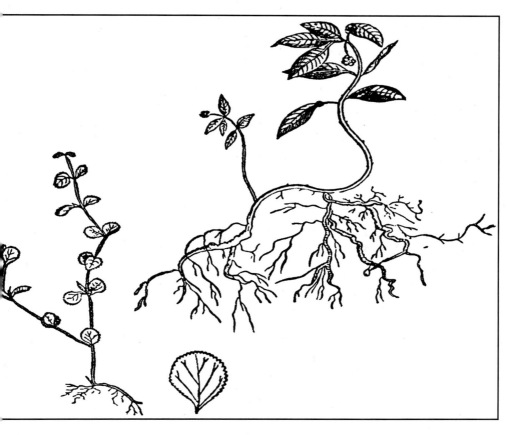

O arsenal terapêutico dos pajés foi beneficiado pela intensa diversidade da flora nativa. Dentre as plantas medicinais, os europeus tinham especial predileção pela ipecacuanha.

deiro manual de terapêutica indígena. Recomendava carimã (farinha de mandioca seca), misturada à água, como antídoto de envenenamentos e vermífugo; milho *(Zea mays* L.*)* cozido, para tratar doentes com boubas; sumo do caju *(Anacardium occidentale* L.), pela manhã, em jejum, para a "conservação do estômago" e higiene da boca; emplastros de almécega *(Protium heptaphyllum* March.; *P. brasiliense* [Spreng.] Engl.), muitas variantes e subespécies; várias outras espécies para "soldar carne quebrada"; amêndoas-de-pino (figueira-do-inferno – *Datura stramonium* L.) para purgas, cólicas; araçá *(Psidium cattleyanum* Sabine e várias da família das mirtáceas) para "*doentes de câmaras*" (diarreia); tinta de jenipapo *(Genipa americana* L.) para secar boubas; jaborandi *(Pilocarpus* *jaborandi* H.) para feridas na boca; cajá (*Spondias lutea* L.) para febre e camará (*Lantana spinosa* L. ex Le Cointe) para sarna.

Frei Vicente do Salvador (1564-1635), em sua obra *História do Brasil: 1500-1627*, fez ampla descrição da vegetação brasileira. Conservando algumas vezes o seu nome indígena e rebatizando outras em português, indicava o uso de algumas plantas destacando, por exemplo, o poder terapêutico e cicatrizante da cabriúva (*Myrocarpus frondosus* Allemão, da família das leguminosas, subfam. papilionoídea), e das folhas da jurubeba (*Solanum paniculatum* L.). Mencionava ainda, entre outras, a erva fedegosa (feiticeira – *Cassia occidentalis* L. e outras), a salsaparrilha *(Smilax spp.)*, o andaz (*Joannesia princeps* Vell. e outras euforbiáceas), como úteis no combate a uma grande variedade de doenças.

Entretanto, a planta medicinal que mais interessou os europeus foi, sem dúvida, a ipecacuanha (*Psychotria emetica* L.f., *Cephaelis ipecacuanha* [Brot.] A.Rich., e outras espécies) – palavra originária do tupi *i-pe-kaa-guéne*, que significa "planta de doente de estrada" –, usada como purgativo e antídoto para qualquer veneno. A indicação medicamentosa nativa é inerente à própria lenda transmitida por inúmeras gerações de índios aos seus descendentes, e exemplifica como uma atenta observação da natureza era capaz de fornecer informações imprescindíveis aos que cuidavam da saúde tribal. Contavam os anciães que a natureza emética da planta havia lhes sido ensinada pela irara, animal que tinha por hábito alimentar-se das raízes e folhas da ipecacuanha, sempre que tivesse bebido água malsã de um pântano, ou alguma água impura. Desse modo, tomaram para si a lição que o animal lhes dera, passando a fazer uso da benfazeja planta sempre que necessário.

A ipecacuanha (também denominada poaia) foi uma das primeiras plantas a ser submetida a uma pesquisa científica. Apesar de não ter sido o primeiro autor a descrevê-la, coube a Willem Pies (Guglielmo [Guilherme] Piso) (1611-1678), físico de Maurício de Nassau, a elaboração de dados mais completos a respeito da prodigiosa planta. Sua obra *História Naturalis Brasiliae* (1648), tratado de patologia e terapêutica, é um marco nas investigações médicas do Brasil. Com informações colhidas com a população local, Piso nos dá uma descrição minuciosa da ipecacuanha, o seu modo de preparo e efeitos. O próprio autor chegou a testá-la em soldados holandeses sob seus cuidados, e não lhe poupa elogios:

> Finalmente a ordem nos conduz a estas decantadas e salutares raízes que, além das faculdades purgativas e eméticas, são exímios antídotos. Nem creio que nestas paragens se encontre facilmente melhor remédio contra as muitas doenças originadas de uma longa obstrução, sobretudo na cura dos fluxos do ventre.
>
> [...] Seu uso é cotidiano; preferem-nas diluídas porque, com a maceração de uma noite ao sereno ou a cocção em água, comunica abundantemente sua virtude médica aos licores. Depois, a raiz morta, conservada e ainda preparada do mesmo modo, é aplicada para o mesmo uso; é então menos eficaz como purgativo ou vomitivo, porém é mais adstringente. De sorte que esta raiz não somente expulsa a matéria morbífica [...] mas também [...] restitui o vigor das vísceras [...]. *Por isso é guardada religiosamente pelos brasileiros (índios) que, por primeiro, nos revelaram as suas virtudes.* (grifo nosso)

Na atualidade sabe-se que tão grande sucesso deveu-se à emetina e cefalina, dois alcaloides contidos na raiz, de grande valor farmacológico. Esses componentes são particularmente eficazes como antidiarreicos, amebicidas, expectorantes e anti-inflamatórios.

Hoje, ameaçada de extinção pelo intenso processo extrativo sofrido até meados do século xx, a ipecacuanha parece ter seguido o triste destino dos descobridores de suas propriedades terapêuticas. Tanto a raiz quanto os índios encontram-se acossados, vivendo em focos isolados de seu antigo território, onde outrora eram soberanos.

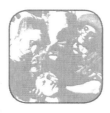

NAVEGAÇÕES E GRANDES DESCOBERTAS – NOVAS TERRAS, VELHAS DOENÇAS

PORTUGAL NA ERA DAS GRANDES NAVEGAÇÕES

> *Era uma época de heróis,*
> *de santos e de malvados...*
> Conde de Ficalho, século XIX

Durante a reconquista da península ibérica, as antigas rotas comerciais árabes eram particularmente cobiçadas pelos cristãos. Na luta contra o poderio naval e militar oriental, os países ibéricos desenvolveram sua indústria de navegação com inovações técnicas para a construção de embarcações e o aperfeiçoamento de instrumentos náuticos. Quando foram capazes de cruzar os oceanos, mudaram para sempre os rumos da História.

O aprimoramento técnico naval não foi o único fator para o sucesso das grandes navegações. Os portugueses, em particular, eram beneficiados por uma privilegiada posição geográfica que favorecia a existência de vários portos no Atlântico e um maior contato com a tecnologia de civilizações mediterrâneas. A união desses fatores, associados a conjunturas políticas que perpetraram Portugal como um Estado precocemente centralizado, fizeram do país uma das principais potências marítimas no despontar do Renascimento.

Vencer o mar significava muito mais que a romântica ideia de protagonizar aventuras em terras exóticas, descobrir novos povos e paisagens. Vencer o mar significava alcançar centros produtores de ouro, adquirir e comercializar escravos, contatar reinos cristãos que se supunha existirem em pleno coração da África (reino de Preste João) e finalmente atingir as Índias e suas preciosas especiarias.

Esses eram os objetivos de Portugal, um país pequeno, encravado entre territórios espanhóis e dependente de importações para garantir a subsistência. Aliás, alimentar sua população era um problema antigo, pois o empreendimento desse país nas navegações jamais foi observado na agricultura. Desde os primórdios de sua história, as terras férteis portuguesas eram com frequência transformadas em pastagens ou reservas de caça para a fidalguia, e o cultivo dos campos era minimamente incentivado pelo estado, o que tornava a produção agrícola insuficiente para suprir a demanda interna. Sem mudanças importantes nos sucessivos reinados, ainda no século XVII nobreza e clero detinham cerca de 95% do solo peninsular.

Essa desastrosa ausência de política agrícola resultava em êxodo rural perene, principalmente quando o tênue equilíbrio social se quebrava em anos de más colheitas ou em consequencia de epidemias avassaladoras, que não raro ocorriam em toda a Europa. Por volta de 1550, Portugal contava, além de 32 mil mouros e negros cativos, perto de 1,12 milhão de habitantes, população esta com baixa esperança de vida. Tal situação permaneceu inalterada por centenas de anos: um português, do século XIV ao XVIII, vivia aproximadamente três décadas, e cerca de metade das crianças morria antes de completar 7 anos. Essa conjuntura não diferia do restante da Europa: até meados de 1750, uma em cada duas crianças

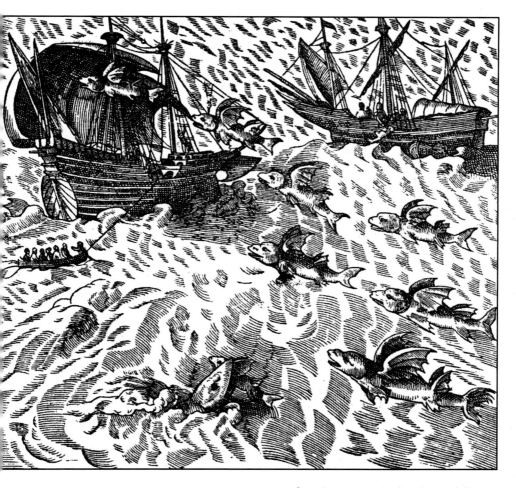

Os antigos navegantes imaginavam inúmeros perigos durantes suas viagens. O maior deles, entretanto, estava a bordo: as doenças infectocontagiosas. Elas dizimaram os marujos e originaram lendas sobre navios fantasmas.

morria antes de completar 15 anos; somente no final daquele século os coeficientes de natalidade e mortalidade deixaram de ser semelhantes e a vida finalmente subjugou a morte.

Para Lisboa, principal porto marítimo do país, dirigiam-se hordas de famintos que vislumbravam nas aventuras transoceânicas, especialmente aquelas com destino às Índias, a libertação de sua miséria. Alistavam-se aos milhares como soldados ou marujos, sem preparo para tal, sendo descritos cruelmente por seus contemporâneos como: "gente de quinhentos réis de soldo, e muy pobres e esfarrapados, e moços sem barba; gente que pera nada nom prestava".

Lançar-se ao mar para trazer riquezas tinha seu preço. E ele foi alto. Incluiu uma companhia indesejada nas embarcações que deveriam transportar apenas as sonhadas fortunas: as moléstias infectocontagiosas. Essas enfermidades atravessavam os oceanos e encontravam em Lisboa, além de fome, desnutrição e um número excessivo de migrantes, o precário saneamento básico da época.

O fracasso nas ações governamentais portuguesas para conter a sujeira e os dejetos jogados nas ruas remontava a séculos e estava longe de ser exceção, numa esfaimada Europa cujas vilas e cidades mantinham estrutura medieval, sobretudo na falta de qualquer sistema de esgotos. Ruas estreitas, aglomeração demográfica, casas sombrias e malventiladas, urina e fezes correndo nas valas abertas, as populações de ratos, camundongos e incontáveis insetos competindo com a população humana pela sobrevivência. Um espaço urbano prestes a explodir a qualquer momento como palco de um espetáculo de horror e morte.

Assim, as grandes navegações se desenrolaram tendo miséria, doenças e morte como panos de fundo. Não eram poucos os que embarcavam com saúde comprometida, enquanto os que permaneciam em terra podiam morrer nos alpendres de Lisboa, ao mesmo tempo em que as naus vindas das Índias, cheirando ao exótico perfume das especiarias, traziam riquezas incalculáveis para poucos afortunados.

PIMENTA, CRAVO, CANELA E A MEDICINA

> *[...] pessoas do nosso tempo usam flores do borago [borragem] em saladas para confortar o coração, afugentar duelos e aumentar a alegria da alma [...].*
> John Gerard, 1597

Embora o uso de especiarias remonte à Antiguidade, em nenhuma época da história do velho continente o seu uso teve um papel tão importante quanto nos séculos xiv, xv e xvi. O termo "especiarias" designava produtos comestíveis exóticos, que, pelas dificuldades em sua obtenção, eram extremamente caros. A busca frenética por tão preciosas mercadorias movimentou o comércio, fomentou uma corrida em direção aos países produtores e foi uma das causas determinantes para a conquista dos mares pelos europeus.

O gengibre (*Zingiber officinale*), a pimenta-malagueta (*Capsicum frutescens*), o cominho (*Cuminum cyminum*), entre outros, tinham lugar garantido nas cozinhas mais requintadas da Europa. A utilização das especiarias como temperos denunciava a elevada classe social do usuário, mas informações sobre seu uso como conservantes ou para disfarçar o gosto putrefato das carnes malconservadas são equivocadas. Os agentes conservantes da época eram o sal, o óleo ou o vinagre, muito mais eficientes na preservação dos alimentos; e a utilização para mascarar um gosto inconveniente é improvável: as carnes eram consumidas logo após o abate para evitar a putrefação, exceto as separadas para consumo tardio, que eram deliberadamente salgadas.

Contudo, os manuais contemporâneos de cozinha demonstram que a principal causa do grande consumo das especiarias não foi o exclusivo uso culinário, mas medicamentoso. Para a época, a comida não apenas satisfazia a fome e o prazer da degustação, mas exerceria um efeito benéfico para a saúde. Essa crença parece ter sido influenciada diretamente pela cultura árabe – após as cruzadas, vários textos médicos orientais traduzidos chegaram às mãos da Europa e, com eles, todo um arsenal terapêutico, que incluía as especiarias. Em um dos livros publicados na época sobre a cozinha europeia, não por acaso denominado *O tesouro da saúde* (1607), indicava-se, por exemplo, o uso da pimenta-do-reino (*Piper nigrum*) no preparo de alimentos, pois ela "mantém a saúde, conforta o estômago [...] dissipa os gases [...] Ela faz urinar [...], cura os calafrios das febres intermitentes, cura também picadas de cobras, provoca o aborto de fetos mortos [...]".

Também se enaltecia o cravo-da-índia (*Syzygium aromaticum*):

> [...] serve para os olhos, para o fígado, para o coração, para o estômago. Seu óleo é excelente contra dor de dentes. Serve para diarreia de origem fria, e para as doenças frias do estômago... Duas ou três gotas em caldo de capão curam a cólica. Ele ajuda muito na digestão, se for cozido num bom vinho com semente de funcho [...].

Assim, a relação entre o preparo dos alimentos e o uso de condimentos era complementar, em uma época que a própria digestão era entendida como um processo de cozimento do organismo. Alimentos considerados quentes, frios, secos, úmidos, doces, azedos ou amargos precisavam ser preparados de um modo que alcançassem o equilíbrio, não apenas nos sabores, como em seus supostos atributos. As especiarias, vindas de tórridas regiões orientais, tinham propriedades consideradas quentes e, em sua maioria, secas, o que contrabalancearia a eventual frieza e umidade do alimento e ajudaria em sua cocção. O produto final seria assimilado pelo organismo, auxiliando-o a estabilizar-se.

Este princípio de equilíbrio fornecido pelas especiarias prevaleceu na terapêutica árabe e encontrou ecos na medicina galênica ocidental, que fazia da doutrina humoral a base da sua fisiopatologia. Em um mesmo indivíduo, quatro humores e suas respectivas propriedades eram considerados fundamentais: o *sangue*, quente e úmido como o **ar**; a *bílis amarela*, quente e seca, como o **fogo**; a *bílis negra*, fria e seca, como a **terra**; e a *pituíta* (flegma), fria e úmida, como a **água**. Do equilíbrio e proporção correta desses elementos (crase), decorreria o estado de perfeita saúde do indivíduo ou, do seu desequilíbrio, a doença.

O método diagnóstico desenvolvido por Galeno e seus pares envolvia uma série de raciocínios complexos e truncados que incluíam a análise da personalidade do doente para a detecção do desbalanceamento entre os elementos e, assim, acreditava-se ser possível instituir o tratamento adequado. Por esse motivo, a terapêutica era baseada principalmente na contenção do excesso ou falta de humores, causa direta das recomenda-

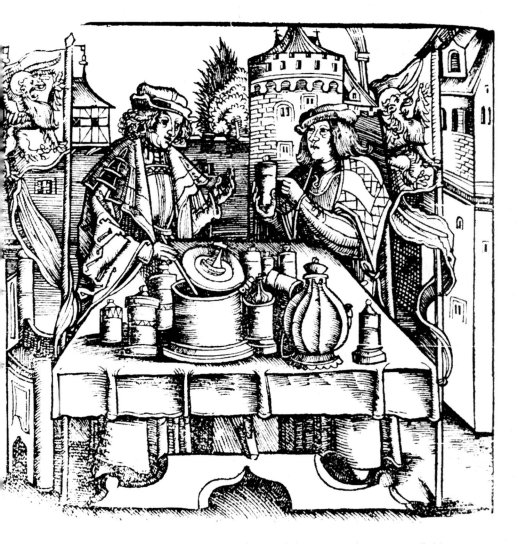

As especiarias eram usadas tanto na culinária quanto em formulações terapêuticas. Havia durante as navegações uma íntima relação entre o preparo dos alimentos e a saúde.

ções alimentares excêntricas e do número exorbitante de sangrias, purgas e de vomitórios prescritos na medicina de então – filosoficamente rica, mas de poucos resultados práticos.

Esses resultados objetivos foram alcançados pela medicina apenas muitos séculos mais tarde. Sua ausência foi particularmente sentida por milhares de vítimas das doenças que infestavam a Europa com frequência impressionante e epidemias que deixavam um rastro de destruição e morte.

DOENÇAS E CURAS

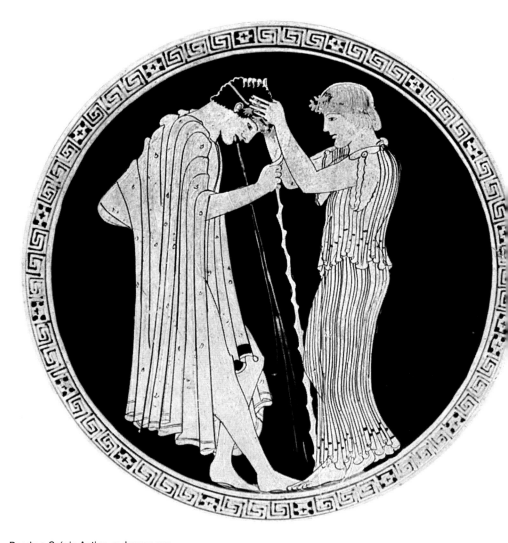

Desde a Grécia Antiga, a doença era considerada secundária em relação ao desequilíbrio dos humores. Por isso, a terapêutica estava baseada na contenção do seu excesso ou falta. Assim, purgas e vômitos eram usados e tal prática persistiu por um longo tempo na medicina.

PESTES E DEPOPULAÇÃO PORTUGUESA

*A peste é, sem nenhuma dúvida, entre todas as calamidades
desta vida, a mais cruel e verdadeiramente a mais atroz [...].
Desde que se acende [...] esse fogo violento e impetuoso, veem-se
os magistrados atordoados, as populações apavoradas, o governo
político desarticulado. A justiça não é obedecida; os ofícios param;
as famílias perdem sua coerência e as ruas, sua animação. Tudo
fica reduzido a uma extrema confusão. Tudo é ruína [...]. Aqueles
que ontem enterravam, hoje são enterrados e, por vezes, por cima
dos mortos que na véspera haviam posto na terra [...].*
Francisco de Santa Maria, 1697

Por milhares de anos, as epidemias ceifaram vidas, desagregaram
famílias, despovoaram cidades, vilas e campos. Escreveram em sangue
a história da humanidade, em uma combinação de mistério, crueldade,
pânico e morte; com comportamentos diversos, sempre tiveram impacto
negativo sobre a expectativa de vida humana – se violentas, diminuíam
drasticamente a população; se brandas, reduziam-na de maneira discreta,
porém frequente. Qualquer que fosse sua causa, desde cedo elas eram
denominadas por palavras latinas genéricas como "pestes" ou "pestilen-
tias", doenças que provocavam mortalidade em um grande número de
pessoas, ao mesmo tempo. A natureza de várias epidemias descritas ao
longo da história permanece incógnita pela falta de dados sobre sinais e
sintomas, da evolução clínica e do término do surto, que auxiliariam a
elucidar o diagnóstico. Este, porém, não foi o caso da peste bubônica, um
dos flagelos de maior mortalidade que o homem conheceu.

O incisivo testemunho do padre Santa Maria (1653-1713) anteriormente transcrito, diz respeito a um dos surtos de peste bubônica
e a situação de completo desamparo vivido pela população. Moléstia
intimamente ligada às viagens marítimas, aos navios e ratos, causou epidemias que em assoladoras ondas assombraram toda a Idade
Média e o Renascimento (sobre a doença, vide Box 8). A Europa do

século XIV foi duramente castigada, acreditando-se que a peste tenha causado o óbito de 25 a 50 milhões de pessoas – foram necessários séculos para a recuperação dos índices demográficos anteriores à tragédia. Um horror que parecia não ter fim, uma violência sem precedentes que justificava o pânico suscitado por essa doença ao longo de centenas de anos.

> **Box 8 – Peste bubônica**
>
> A peste bubônica é causada pela bactéria *Yersinia pestis*, primária em roedores silvestres e transmitida pela picada de pulga infectada. A doença tem sintomas de início repentinos como febre alta, calafrios, mal-estar geral e dores de cabeça. Segue-se intensa reação inflamatória de gânglios linfáticos que formam tumoração endurecida e extremamente dolorosa – os bubões – e com a intensificação dos sintomas, ocorrem delírios, coma e morte em quatro a sete dias. A cura espontânea é possível, assim como o acometimento pulmonar – neste caso, pode ser transmitida por contaminação direta através de gotículas infectadas presentes no ar, expelidas através de espirro ou tosse de pessoas doentes. Rapidamente, a forma pulmonar evolui com expectoração sanguinolenta, dores no peito e falta de ar. Segue-se um quadro toxinfeccioso grave que resulta em morte de dois a cinco dias após o início do quadro. Reza a lenda que os espirros, um dos primeiros sintomas a aparecer na peste com comprometimento pulmonar, eram associados à morte certa; por isso, até nossos dias deseja-se "saúde" ou "Deus te crie" ou "Que Deus te abençoe" para alguém que espirre.

Apesar de tamanha mortandade não ter se repetido, surtos de peste bubônica ainda puderam ser observados em todo o continente – durante o século XVI contabilizam-se pelo menos dez na capital portuguesa e situação semelhante ocorreu no século seguinte. Na epidemia de 1569-1570, chamada de *peste grande*, a tragédia tomou proporções excepcionais. O

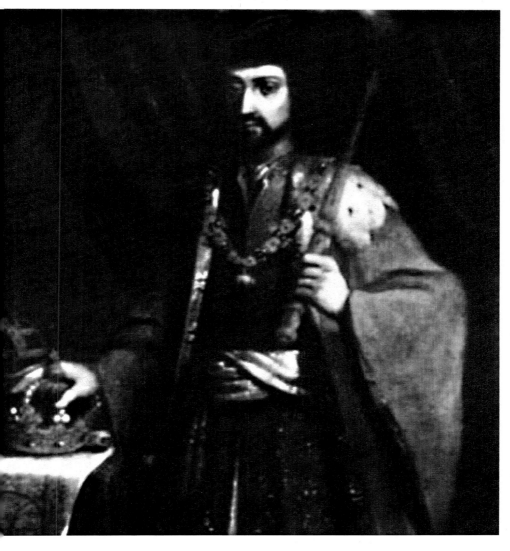

Nobreza e povo morriam em devastadoras epidemias nas vilas e cidades europeias. D. Manuel I, o rei dos Descobrimentos, morreu de encefalite letárgica, chamada de "mal da modorrilha".

jesuíta contemporâneo Francisco Serrano calculou em cinquenta mil o número de mortos somente em Lisboa. As medidas emergenciais adotadas pelo então rei D. Sebastião (1554-1578), como a construção de dois hospitais para abrigar os pestosos e de dois recolhimentos para órfãs e crianças abandonadas, foram vãs. Medidas extremadas tiveram de ser tomadas, como a libertação de criminosos para enterrar quinhentos a seiscentos mortos por dia na cidade, por faltarem braços para o árduo serviço nos cemitérios. Um quadro desolador que não foi único: outras pestes, provenientes por terra ou pelo mar multiplicavam-se ciclicamente em Lisboa, em maior ou menor intensidade.

Em 1507, a cidade foi tomada pela "doença de pintas" (sarampo? tifo exantemático?); no ano seguinte, foi a vez das disenterias e da varíola; em 1520-1521 foi a vez do "mal da modorra" (ou modorrilha), uma encefalite letárgica que não poupou sequer ao rei D. Manoel que, eternizado na memória brasileira, é reconhecido como o líder do descobrimento. Contudo, em meio ao vai e vem de pestes de diferentes etiologias, uma doença tomou a Europa de surpresa a partir das grandes navegações – era a sífilis, que então causava enorme mortalidade.

A doença, também denominada *lues*, termo grego que significa praga, no final do século XV e início do século XVI teve, de fato, aspecto epidêmico. De 1495 a 1497 foi detectada desde a Itália até a Rússia e infectava de mendigos a reis. Em sua enorme dispersão, os médicos se deram conta da transmissão sexual, descreveram seus sintomas e comportamentos clínicos diferentes ao longo dos anos.

Como doença estigmatizante, a origem da sífilis não era admitida por nenhum povo e seu "berço" foi sucessivamente reservado aos inimigos. Recebeu, assim, várias denominações como "mal-napolitano", "mal-espanhol", "mal-gálico", "mal-polaco" ou "doença egípcia", entre outras, até a aceitação de seu nome, anos após a publicação, em 1530, de *Syphilis' sive Morbus Gallicus*, escrito pelo médico veronês Fracastoro (1478-1553). No poema, um pastor que vivia em terras americanas – Syphilus (em grego *syphlós* pode significar deformado, enfermo, impuro ou repugnante e sua forma variante *syphnós*, libidinoso) – teria sido castigado por Apolo pelo crime de idolatria a ser humano, fazendo dele a primeira vítima do mal. Essa obra contribuiu para consolidar a ideia da origem da sífilis no Novo Mundo (sobre a doença e suas prováveis origens, ver Box 9).

Box 9 – Lues ou sífilis

A primeira manifestação clínica da sífilis é uma lesão dura, geralmente localizada na genitália externa. Seis a oito semanas depois, se não houver cura espontânea, ocorre a disseminação da bactéria causadora (*Treponema pallidum*) pelo organismo, denominada sífilis secundária. Podem surgir novas lesões cutâneas, perda de cabelos, comprometimento gástrico, renal, ósseo e meníngeo e sintomas e sinais inespecíficos como dores articulares, mal-estar, aumento generalizado de gânglios linfáticos, falta de apetite e febre. Um terço dos portadores evolui para a forma terciária da doença que, além de novas manifestações cutâneas – gomas –, caracteriza-se pelo comprometimento cardiovascular (aneurisma de aorta, obstrução na origem de artérias coronárias ou insuficiência valvar aórtica) e/ou lesão neurológica. A neurossífilis pode manifestar-se como uma inflamação generalizada do cérebro, simulando um acidente vascular cerebral ou, mais tardiamente, como uma paralisia geral progressiva e tabes dorsalis – degeneração que envolve coluna e raízes nervosas posteriores da medula espinhal, resultando em perda progressiva da sensibilidade vibratória e posicional.

A origem da sífilis é até hoje motivo de intensa controvérsia. Em 1939 foi descoberto no Iraque um crânio presumivelmente do primeiro milênio, com lesões ósseas atribuídas ao bejel, doença análoga à sífilis, porém de caráter endêmico não venéreo. Diversos achados arqueológicos semelhantes puderam também ser encontrados na Europa, mas descrições médicas medievais são confusas e a paleopatologia não chegou a respostas conclusivas. Outra possibilidade discutida na literatura propõe a origem asiática da doença. Essa hipótese é corroborada pelo tratado do médico chinês Hongty (2637 a.C.), que contém descrições de lesões possivelmente sifilíticas: "úlcera comunicável por contato das partes sexuais do homem e da mulher, que se manifesta 9 a 13 dias após o acidente, e que pode afetar a boca e a garganta". Os seguidores dessa teoria presumem que a partir da Ásia, a doença teria sido introduzida na Europa por hordas de invasores sob o comando de Átila (450 a.C.) ou Tarmelão (1405 a.C.).

Uma das causas que perpetuam o desconhecimento sobre a origem da sífilis é o pandemônio diagnóstico com outras treponematoses. Acredita-se que ela tenha surgido através de uma treponematose ancestral comum que, adaptando-se através do tempo sob diferentes condições climáticas, econômicas, sociais e de sensibilidade de seu hospedeiro, tenha se diversificado e propiciado o aparecimento, além da própria sífilis, de diferentes síndromes clínicas como a framboesia (pian), a pinta e o bejel.

Fracastoro supostamente baseara-se no testemunho do espanhol Gonzalo Fernández de Oviedo (1478-1557) sobre o retorno de tripulações infectadas de Colombo à Europa. Contudo, em seu comunicado ao rei, o cronista destacava o diferente comportamento da doença entre os índios da ilha Hispaniola daquele observado no velho continente: "Puede vuestra Magestad tener por cierto que aquesta enfermedad vino de las Índias, y es muy común a los indios, pero no peligrosa tanto en aquellas partes como en estas". Portanto, é possível que se reportasse a outra doença similar, uma treponematose, talvez o pian (sobre as treponematoses americanas, vide capítulo "Vida e morte brasilíndias").

As proporções epidêmicas da sífilis no período fizeram com que surgissem hospitais ou alas especialmente construídas para esses doentes, tal como acontecera séculos antes com a hanseníase. Contudo, sem que os tratamentos instituídos oferecessem algum resultado benéfico, a doença pode ter contribuído para a baixa demografia europeia e, em especial, portuguesa dos séculos XVI e XVII, particularmente em seu período inicial de instalação, cujos aspectos clínicos foram muito mais nefastos para a população.

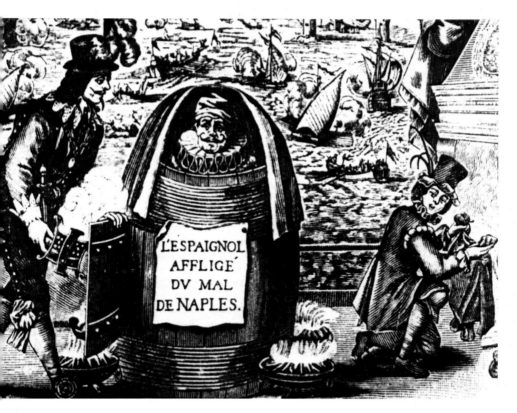

Ligada às Grandes Navegações, a sífilis vitimou toda a Europa a partir do século XV. Várias das tentativas para combater o mal resultaram em fracasso.

Não cabe aqui pormenorizar todos os aspectos da política colonial arquitetada em Lisboa, mas pode-se inferir que a população reduzida da metrópole influenciou-a sobremaneira, principalmente nos modos de controle de suas colônias, seja na posse de terras ou sobre a população nativa. Sempre existiu necessidade de estabelecer alianças locais nas colônias; nunca houve gente suficiente para uma invasão pura e simples. No Brasil, em particular, a grande miscigenação com nativos não era apenas tolerada, como (veladamente) incentivada.

Se as condições de saúde da população em terra deixavam muito a desejar, no mar, onde os marujos permaneciam confinados em condições precárias, doenças das mais variadas – em especial infecciosas – eram as principais protagonistas das cada vez mais extensas e exaustivas jornadas.

DOENÇAS E CURAS

POR MARES NUNCA D'ANTES NAVEGADOS...

> E foi, que de doença crua e feia,
> A mais que eu nunca vi, desampararam,
> Muitos a vida; e em terra estranha e alheia [...]
> Que tão disformemente ali lhe incharam
> As gengivas na boca, que crescia
> A carne e juntamente apodrecia? [...]
> Não tínhamos ali médico astuto,
> Cirurgião sutil menos se achava:
> Mas qualquer, neste ofício pouco instrutivo,
> Pela carne já podre assim cortava
> Como se fora morta; e bem convinha,
> Pois que morto ficava quem a tinha.
> Camões, Os lusíadas, 1572

Os avanços tecnológicos náuticos possibilitaram as navegações transoceânicas, mas velhos problemas a bordo se agravavam, assim como novos surgiam à medida que as viagens se tornavam mais longas, por mares e terras até há pouco desconhecidas. Dificuldades básicas, como a estocagem de água potável e alimentos, precisaram de vários séculos para sua solução. Armazenada em tonéis de madeira, a água apodrecia e transformava-se em perigosa fonte de distúrbios digestivos. Já que as embarcações da época dependiam dos ventos, as inevitáveis calmarias prolongavam sua estada em alto-mar, tornando indispensável a restrição do precioso líquido.

O abastecimento inadequado de água resultava numa precária higiene a bordo – não por acaso dizia-se que as viagens marítimas não eram para donos de "narizes delicados". A impossibilidade de os viajantes se lavarem e o uso de uma mesma vestimenta durante toda a viagem criavam situações altamente propícias ao aparecimento de ectoparasitoses, verdadeiras pragas de piolhos, percevejos e pulgas. Pratos, copos e talheres (quando existentes) passavam de mão em mão sem serem lavados. As necessidades fisiológicas eram feitas nas bordas dos navios de modo que os dejetos caíssem diretamente nas águas do mar; somente os membros mais graduados e abastados da tripulação usavam bacias cujo conteúdo era lançado ao oceano pelos criados. Quando possível todos se perfumavam e incensavam o ambiente, na tentativa de controlar o mau cheiro emanado dos corpos e da sujeira, que não parava de aumentar. Não bastasse esse quadro repugnante, junto a ele rondava o fantasma da fome.

Em virtude da precária produção de gêneros alimentícios em Portugal, frequentemente as embarcações partiam com provisões escassas ou mesmo deterioradas. O abastecimento era de responsabilidade dos Armazéns Reais, de cujos registros, em geral, constavam quantidades de gêneros muito além das fornecidas. A bordo, escrivão e dispenseiro eram os responsáveis pelo controle de estoque e não raro surgia um mercado negro de alimentos, para aqueles que podiam pagar aos controladores.

Armazenados em porões úmidos, além de água, biscoitos e mel, os alimentos consistiam em carne e peixe secos e salgados, cebolas, lentilhas, banha, azeite e vinagre; galinhas vivas e, eventualmente, porcos, cabras e carneiros. Ao capitão, piloto, mestre e contramestre era permitido o embarque de aves, cabritos, porcos e até vacas, para consumo pessoal. As galinhas eram reservadas aos doentes, assim como o açúcar, mel, uvas passas e ameixas. A ração diária de alimentos secos de um tripulante era de cerca de 400 gramas e a água era distribuída à razão de uma canada/ dia (aproximadamente 2 litros/dia), mas podia variar de acordo com as circunstâncias.

Para a organização de uma jornada com destino as Índias, tomemos como exemplo uma nau de 550 toneladas com cerca de 120 tripulantes e 250 soldados, com previsão de dez meses de viagem. Ela carregaria como principais mantimentos: 1.074 quintais (1 quintal equivalia a aproximadamente 59 kg) de biscoito; 115 pipas (1 pipa equivalia a 419-423 litros) de vinho; 1.086 arrobas (1 arroba correspondia a aproximadamente 11,5 kg) de carne; 244 pipas de água e 130 arrobas de sardinhas salgadas. Quase sempre estes mantimentos eram insuficientes, seja pelo embarque de menor quantidade dos alimentos, ou por maior consumo causado por um aumento do tempo de viagem devido à falta de ventos. Em casos de extrema necessidade, recorria-se aos ratos que corriam pelas embarcações, cozidos em água do mar, ou qualquer indumentária de couro que pudesse ser transformada em alimento para mitigar a fome.

Exemplos são muitos, mas particularmente interessante é o relato de Hans Staden (1525-1579) em sua primeira viagem ao Brasil. Nela, o aventureiro descreveu o drama a bordo de uma embarcação portuguesa avariada após ter sido atacada por contrabandistas franceses de pau-brasil. Sem possibilidade de retornar a um porto para abastecimento, os marinheiros alimentaram-se de pele de cabra e um mero punhado de mandioca. Nas viagens de retorno à Europa, a farinha de mandioca era empregada com grande vantagem, pois podia conservar-se por até um ano em sua forma pura ou bijus. Salvou muitos marinheiros da inanição, mas não os livrou de carências nutricionais, que levaram milhares à morte.

Nos dramáticos versos transcritos acima, Luís de Camões descreve o suplício daqueles homens acometidos pelo impiedoso mal de luanda (escorbuto – designação derivada possivelmente do dinamarquês *shorbeet*, ou holandês *shorbeck*, que significa laceração, úlcera da boca), que transformava suas longas viagens em tortura. A doença foi descrita com primazia pelo médico alentejano Aleixo de Abreu (1568-1630), autor de um tratado reconhecido futuramente como o primeiro de medicina tropical (*Tratado de las Siete Enfermedades*, publicado em Lisboa em 1623), que incluía também a descrição de uma doença africana que se tornou muito comum no Brasil colonial: o maculo. Hoje se reconhece como causa do escorbuto a ingesta insuficiente de vitamina C. A vitamina C (ácido ascórbico) não é sintetizada pelo organismo humano, mas está presente em carnes (rim e fígado), peixes, leite e principalmente em frutas e vegetais frescos. Ela é indispensável à síntese do colágeno, o elemento aglutinante estrutural que assegura a solidez dos tecidos biológicos, e a sua escassez na alimentação resulta nas manifestações mais notáveis do escorbuto, tais como hemorragias generalizadas, em especial intramusculares e intra-articulares, e uma cicatrização frustra. Além de

NAVEGAÇÕES E GRANDES DESCOBERTAS

extensas equimoses, a vítima pode apresentar inchaço e sangramento das gengivas, frequentemente atingidas por infecções secundárias, que causam sua putrefação e a perda dos dentes. Em casos extremos, a morte ocorre após o aparecimento de icterícia, febre, convulsões e hipotensão.

Consta que na viagem de Vasco da Gama (1469-1524) para Calicute (costa ocidental da Índia), que durou dez meses e onze dias, o cardápio dos navegadores era constituído, além de peixe incerto, por poucos animais comestíveis (que findaram logo após o embarque), alguns cereais e uma conserva doce. De um total de 160 marujos a bordo, 120 deles encontraram a morte nessa viagem. João de Barros (1496-1570), historiador e autor do *Roteiro da viagem de Vasco da Gama à Índia (1497-1499)*, editado em 1552, descreveu com precisão as manifestações do escorbuto, ao mesmo tempo em que apontava a cura daqueles que haviam ingerido laranjas frescas em Mombaça (ou Mombasa, cidade localizada na costa do Índico, atual Quênia; pertenceu a Portugal de 1563 a 1698). Antes dele, em 1507, no diário de viagem de um piloto que acompanhou Pedro Álvares Cabral às Índias, cujo nome permanece desconhecido, é descrito claramente que os "refrescos" oferecidos aos portugueses pelo rei de Melinde (cidade no atual Quênia, localizada ao norte de Mombaça) eram remédio eficaz contra a doença. Era o velho empirismo em ação, a observação de um efeito terapêutico feita tanto por leigos quanto por médicos.

Além do escorbuto, as causas mais frequentes de morbidade e óbito a bordo eram febres de origens diversas e distúrbios digestivos. Fungos, bactérias, vírus, protozoários, toda a sorte de parasitas encontraram nas embarcações meios propícios de disseminação. Dentre as doenças cujo quadro clínico sugere um diagnóstico identificável (em que pesem as óbvias dificuldades de tais tentativas), encontram-se as infecções: varíola, sarampo, difteria, escarlatina, caxumba, coqueluche, tétano e tuberculose. Muitas vezes os tripulantes já estavam adoentados ao embarcar, e as péssimas condições nos navios em tudo favoreciam o aparecimento, propagação ou piora das moléstias.

Uma das doenças a bordo muitas vezes mencionadas pelos cronistas é o tabardilho ou tabardilha, nome popular do tifo exantemático, inserido nas afecções hoje genericamente designadas como Rickettsioses (sobre a doença, ver Box 10).

> **Box 10 – Tifo exantemático**
>
> O tifo exantemático é transmitido através da picada do piolho contaminado pela *Rickettsia prowazeki*. A boca e vias aéreas superiores podem ser a porta de entrada no caso de contaminação pelo ar ou alimentos. Além do comprometimento neurológico, pode haver tosse, diarreia, icterícia e *rash* cutâneo macular, papular ou purpúrico, que geralmente inicia-se nas axilas, mas que tem probabilidade de tornar-se generalizado. Quando não tratado, a taxa de letalidade do tifo é de 20 a 30% e pacientes que conseguem se recuperar podem evoluir como portadores sãos, que sob estresse podem sofrer reativação da doença.
>
> Menções de epidemias possivelmente causadas pelo tifo exantemático se perdem no tempo. Acredita-se que tenha sido a causa da chamada "peste de Atenas", descrita pelo historiador Tucídides em 430 a.C. Grande parte da população foi dizimada neste surto, mas as descrições sugerem que todos aqueles que trabalhavam junto ao fogo, como os forjadores, escapavam do mal. Esse episódio teria desencadeado a prática milenar de acender fogueiras nas encruzilhadas das vilas e cidades durante toda a sorte de epidemias, para afastar os "maus ares" que as traziam.
>
> As primeiras descrições na Europa da febre com manifestações neurológicas remontam ao século XVI – a mais conhecida foi de Fracastoro no livro *De Contagione et Contagiosis Morbis et Eorum Curatione*, Libri III (1546). Desconhece-se se tão tardias narrativas aconteceram por uma evolução intelectual, que permitiu uma exposição mais pormenorizada dos aspectos clínicos das doenças, ou se a infecção tornara-se mais comum e reconhecida globalmente devido à circum-navegação e guerras intercontinentais. Entretanto, vários autores acreditam que o tifo foi introduzido

no velho continente por volta de 1489, durante a reconquista de Granada pelos soldados espanhóis, que retornavam da ilha de Chipre. A partir de então, a doença passou a vitimar a população do velho continente de forma assustadora.

Sua origem permaneceu incerta e seu tratamento, desastroso, até que, em 1916, Henrique da Rocha Lima (1879-1956), baseado no trabalho de Charles Henri Nicolle (1866-1936), que definira o piolho como agente transmissor, identificou o agente causal ao estudar insetos retirados de soldados mortos ou doentes durante a Primeira Guerra Mundial.

Antes da medicina científica, os nomes das doenças eram sugeridos pelo senso de observação de algumas de suas peculiaridades. Esse é o caso do tifo. Derivada do grego, a palavra *typhus,* que significa fumaça, vapor, reporta-se ao estado de intensa confusão mental dos pacientes infectados. A história dessa morbidade está relacionada com guerras, desorganização social, miséria, aglomerações e, sobretudo, uma péssima higiene. A principal via de transmissão é através da picada de um piolho infectado, inseto que certamente tinha seu lugar garantido no ambiente imundo de um navio.

Diante de condições tão insalubres, eventualmente violentas epidemias a bordo podiam causar a morte de toda a tripulação; possivelmente é essa a origem das lendas de navios fantasmas... sem rumo, sem direção, sem uma alma viva que os conduzisse ou tentasse curar.

PRÁTICAS MÉDICAS A BORDO E EM TERRA FIRME

> *Com malvas e água fria,*
> *faz-se um boticário num dia.*
> Ditado popular português

O trecho do poema *Os lusíadas* de Camões transcrito no início do item anterior e que narra o drama vivido pelas vítimas do escorbuto contém uma chocante revelação sobre a medicina exercida a bordo: a virtual falta de médicos ou cirurgiões nas embarcações portuguesas. Contudo, nem sempre o fato constituiu uma verdade – havia exceções relacionadas à importância da incumbência da(s) nave(s) envolvida(s). A armada de Cabral, preparada para uma grande missão nas Índias, levava a bordo do navio capitânia mestre João Menelau, bacharel em Artes, Astronomia, Medicina e Cirurgia. A frota fora também equipada com um amplo sortimento de medicamentos, e cada embarcação possuía uma botica e pelo menos um barbeiro sangrador. Contudo, a ausência de médicos e cirurgiões era regra geral, já que a escassez desses profissionais se fazia sentir também em terra.

Medicina e Cirurgia eram, então, consideradas distintas, a primeira ligada fundamentalmente ao intelecto, ao raciocínio clínico e à filosofia; e a segunda, aos desprezados ofícios manuais. Nenhuma delas era grandemente acatada tanto na esfera social quanto financeira – em Portugal preferia-se seguir carreiras mais valorizadas e consagradas como a Eclesiástica ou o Direito, uma longa tradição herdada desde os tempos mais remotos da Idade Média. O estudo da Medicina geralmente era realizado em universidade espanhola (Salamanca) ou portuguesa (Coimbra), eram de longa duração e agregavam disciplinas hoje consideradas exóticas, como Filosofia, Grego e Latim (sobre o estudo da Medicina na época, ver Box 11).

> **Box 11 – Sobre o estudo da Medicina em Portugal**
>
> As dificuldades relacionadas ao estudo da Medicina eram determinantes para a carência de profissionais em Portugal. A Universidade – localizada em Lisboa e mais tarde transferida para Coimbra – era regida por minuciosos estatutos que definiam a existência de três anos de curso preparatório (Gramática e Lógica), cinco anos de estudos na faculdade de Medicina propriamente dita, além de mais dois anos de prática junto a um médico veterano. Após a conclusão desse período, os candidatos ao exercício da profissão eram submetidos à aprovação do físico-mor do Reino

(autoridade que dividia a responsabilidade de fiscalizar os praticantes da área de saúde com o cirurgião-mor). Não obstante o rigor das regras, o exame com o físico-mor permaneceu até meados do século XVI como uma prática vexatória, pois indivíduos sem nenhuma instrução que provassem ter dois anos de prática sob a supervisão de um médico, também podiam ser admitidos pelo físico-mor e exercer a medicina (mediante pagamento de propinas). Eram os chamados ichacorvos, mata-sanos ou médicos idiotas.

Se os médicos exerciam essencialmente a clínica, cabia aos cirurgiões (também denominados cirurgiões-barbeiros) praticar toda a cirurgia, que

Sem técnica e com poucos conhecimentos anatômicos, os cirurgiões praticavam sua terapêutica principalmente entre a população pobre e onde não havia médicos.

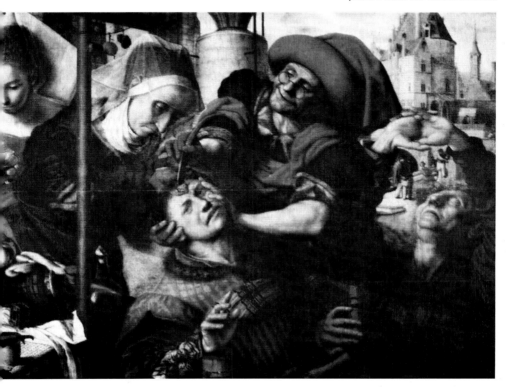

incluía amputações, desarticulações, redução de luxações, ligamento de artérias, além de lancetar abscessos e tumorações. Eles obtinham licença profissional após cursarem a escola e permanecerem por um tempo subordinados a mestres-cirurgiões, que lhes haviam ensinado anatomia e cirurgia. Praticavam como enfermeiros e ajudantes do mestre pelo período de dois anos, até completado seu treinamento, quando obtinham licença para o exercício da profissão.

Um degrau mais abaixo na hierarquia das artes de curar estava o barbeiro. Competia a ele aplicar ventosas, arrancar dentes e eventualmente sangrar, consoante indicação formal de um físico (como então eram chamados os médicos) ou cirurgião. Em contrapartida, o sangrador, que seria hoje considerado detentor de uma subespecialidade, como seu próprio nome diz, estaria apto apenas a exercer a sangria, terapêutica milenar então muito utilizada.

Os boticários (atuais farmacêuticos) também frequentavam escola, acompanhavam mestres para adquirir experiência e assim como os demais profissionais, estavam sujeitos à fiscalização governamental. Sua história está ligada às especiarias e seus supostos efeitos medicinais. Originalmente os boticários teriam surgido em Portugal através do trabalho dos especieiros, vendedores ambulantes de drogas e especiarias. A transição entre especieiros e boticários em meados do século XIII parece corresponder ao aparecimento de um lugar fixo para a venda de medicamentos (o termo botica deriva do grego *apotheke*, lugar de depósito, armazém). Desde então, aos boticários cabia essencialmente a aquisição, preparação e venda de medicamentos indicados pelos físicos.

Não obstante as atribuições dos médicos, cirurgiões, barbeiros e boticários estarem definidas por lei, na prática, em um momento de necessidade, os cuidados eram entregues a quem estivesse presente e que tivesse algum conhecimento, mesmo que precário. Assim, não raro um barbeiro realizava procedimentos cirúrgicos mais complexos como uma amputação, ou boticários faziam consultas, purgas e sangrias sob sua própria supervisão. Além disso, uma multidão de curiosos, feiticeiras, mezinheiros (leigos que formulavam e preparavam remédios medicinais) formou-se à margem do controle governamental e detinha o poder de praticar a medicina, em especial nas vilas e cidades mais distantes. Ali, médicos e cirurgiões eram raros e, quando presentes, na maioria das vezes o pagamento pelos seus serviços não estavam ao alcance da população carente. E se essas situações eram vividas com frequência em terra, no mar os problemas aumentavam exponencialmente.

As naus – não apenas as portuguesas – poderiam navegar sem mesmo um boticário ou sangrador, forçando grumetes e religiosos a exercer práticas médicas para as quais não estavam habilitados. A parca e medíocre assistência médica a bordo dos navios não bélicos é bem descrita por João José Cúcio Frada:

> Cruzando o Atlântico, rumo à costa africana e ao Brasil, sulcando o Índico em direção à Índia, muitas armadas partiam sem físico, cirurgião ou boticário e, às vezes sem botica. Apenas o barbeiro, acumulando funções de sangrador, é frequentemente referido nos diários e crónicas de bordo [...].
>
> Perante uma medicina ausente ou praticamente ineficaz, pobre em recursos humanos e farmacológicos, ignorante e crédula pelos conceitos bizantinos que seguia, a doença e a morte a bordo provocaram muitos insucessos e tragédias [...].

De fato, muitos morreram em consequência dessas práticas, desempenhadas sem critério, no desespero de qualquer amparo, como pode ser observado no relato do boticário de bordo da nau São Martinho, rumo às Índias, que partiu do Tejo em 1597:

> [...] hoje nos morreu o sota-piloto, que muito sentimos por ser bom companheiro, de grande febre que lhe deu; *sangrado doze vezes e acabou o sangue*, e assim temos muitos enfermos, muito atribulados e com frenesi, e este mal, depois que demos em terra fria, foi maior

e mais pesado, e temos nós que é tabardilha, por saírem algumas pintas a algumas pessoas. (grifo nosso)

Contudo, como enfatizado por muitos autores, todas as práticas médicas, clínicas ou cirúrgicas, ministradas por quem quer que fosse, eram limitadas pelas restrições impostas pelo *status* da medicina da época: a ausência de especificidade no diagnóstico ou tratamento da doença; o desconhecimento dos processos fisiopatológicos da carência alimentar, da infecção e do contágio; e a impossibilidade de controlar, nos atos cirúrgicos, o sangramento catastrófico e a dor intolerável.

A MEDICINA NO TEMPO DAS CARAVELAS

Mas há de saber quem curar
Os passos que dá uma estrela
E há de sangrar por ela
E há de saber julgar
As águas de uma panela [...]
E quem isto não souber
Vá-se beber d'isso mesmo
E mestre Nicolau quer
E outros curar a esmo.
Gil Vicente, *Auto dos físicos*, século XVI

Para definir os vários aspectos da medicina praticada no tempo nas caravelas seria necessário muito mais que o modesto espaço aqui reservado. O grau de complexidade a que esteve sujeita encontra-se aqui resumido e seus variados aspectos estão longe de serem esgotados neste livro.

A medicina das caravelas derivava diretamente daquela praticada na Idade Média, época em que esteve presa à influência das obras

Galeno reinou absoluto na medi
europeia por mais de quinze séc

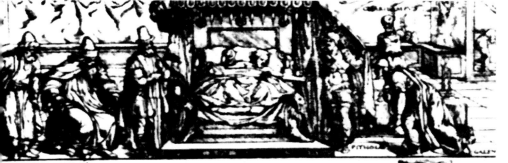

GALENI
LIBRORVM
SECVNDA CLASSIS
MATERIAM SANITATIS
conseruatricem tradit, quę circa aerem, cibum
& potum, somnum & vigiliam, motum &
quietem, inanitionem & repletionem,
animi deniq; affectus versatur.

QVARTA HAC NOSTRA EDITIONE,
Non paucis sane exornata castigationibus, ex bo-
norum græcorum codicum collatione.

Locis etiam nunc primum in margine indicatis, quos
Galenus sparsim ex Hippocrate affert.

Librorum Elenchus proximo folio continetur.

Τὸ Ὑγιεινόν.

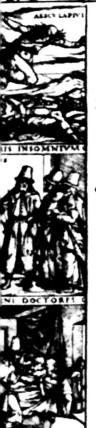

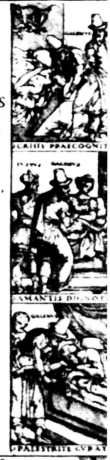

VENETIIS APVD IVNTAS. M D LXV.

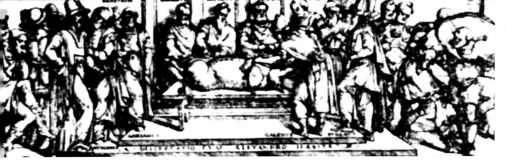

greco-romanas clássicas. Os livros de Galeno e de seus coevos, considerados adequados em um mundo onde a Igreja exercia forte influência na vida do indivíduo, foram traduzidos e copiados nos mosteiros medievais por centenas de anos, pouco fiéis aos textos originais. Trechos inteiros considerados inadequados foram suprimidos pelos copistas em nome da cristandade; embora incompletos, os textos foram ensinados de modo incontestável nas universidades europeias durante pelo menos 15 séculos.

Durante os séculos de sua inconteste influência, as teorias clássicas não resistiram às pressões da época e sofreram o acréscimo de doses enormes de misticismo. As conjunturas políticas, sociais e religiosas dos tempos medievais eram difíceis, doenças matavam sem clemência e os surtos ininterruptos de morte e consequente desalento pareciam não ter mais fim. Sem o conhecimento de processos biológicos, fisiopatológicos e bioquímicos, ciências que séculos mais tarde foram fundamentais para o desenvolvimento da medicina científica, era impossível chegar a respostas sobre a real origem, evolução e tentativa de cura das doenças.

No Renascimento houve uma retomada das obras clássicas originais, um resgate vindo do oriente. Todavia, o sobrenatural – tão presente na Idade Média – não desapareceu, mas revitalizou-se; e a medicina manteve-se em um caldeirão esotérico, com embasamento filosófico. Assim, como reflexo da época anterior, durante as navegações e nos anos subsequentes, as medicinas erudita e popular, em termos práticos, nunca estiveram mais próximas, já que o empirismo aliado a meras crendices era igualmente empregado por ambas.

Desde os primórdios da vida, os elementos constituintes do universo eram considerados influentes na relação saúde/doença. A peculiar aura mística dessa ideia e seus simbolismos, gerados e modificados através dos séculos, resultavam na certeza que os astros eram os responsáveis por fenômenos inexplicáveis do cotidiano, detinham o poder de mudar o destino da humanidade, a autoridade em decidir sobre vida e morte. Estudar sua posição nos céus seria captar para si um pouco desses poderes, controlar fenômenos banais e prenunciar tragédias. A medicina, rainha absoluta na procura ao subjugo da morte, seguia fielmente tais preceitos e a linguagem metafórica dominava seus textos de então. Assim, a astrologia, cujas raízes eram muito antigas, mas que chegara à Europa medieval por influência árabe, nunca fora tão valorizada quanto naquele momento histórico. Acreditava-se que o ar era o comunicante entre a regência dos astros e a vida dos homens. Símbolo da espiritualização, ele era considerado responsável tanto pela saúde quanto pela doença, agindo de acordo com os movimentos dos corpos celestes, da exposição aos ventos, da qualidade da água e da orientação geográfica local. Assim, para combate às epidemias, médicos e autoridades governamentais recomendavam, além da disposição das janelas das casas para o norte ou poente, um elemento que contrariasse a suposta corrupção do ar: o fogo. Defumações com plantas aromáticas, dentre elas zimbro (*Juniperus communis*), cedro (*Cedrus spp.*), artemísia (*Artemisia spp.*), losna (*Artemisia absinthium*), arruda (*Ruta spp.*) e alecrim (*Rosmarinus officinalis*), eram empregadas no combate às doenças que se espalhavam nas vilas e cidades. Para afastar as pestilências, enquanto missas eram celebradas para invocar a intercessão divina, grandes fogueiras para purificação do ar eram acesas em encruzilhadas. Esse cruzamento de caminhos, por sua vez, também possuía forte conotação simbólica, à medida que dava ideia de passagem do mundo dos vivos ao mundo dos mortos.

A despeito dessas crendices, alguns progressos na medicina foram notáveis, principalmente no campo da anatomia e fisiologia. Coube à Igreja, em especial à Inquisição, a proibição do ensino de inovações alcançadas em alguns estados europeus. Portugal é um triste modelo desse controle. A circulação sanguínea estudada brilhantemente por William Harvey (1578-1657), por exemplo, não era sequer mencionada nas dependências da Universidade de Coimbra, e o ensino médico naquele estabelecimento permaneceu, até a reforma pombalina, em 1772, à margem das evoluções científicas alcançadas.

Apesar de divulgações sobre novas práticas ou técnicas estarem liberadas em países da Europa livres do jugo da Igreja Católica, o fator tempo exerceu seu infinito controle sobre resultados práticos na medicina. Harvey foi brilhante, mas para a medicina prática, seus achados foram de grande valia apenas séculos mais tarde. O fracasso medicamentoso das práticas médicas de então está num depoimento emocionado sobre terapêutica comparativa entre o Velho e o Novo Mundo, realizado por Alfredo Gonzales-Prada, ministro do Peru, por ocasião do aniversário da introdução na Europa de um medicamento vindo das Américas, a quina:

> [...] o que encontramos na Europa, no século XVI e mesmo no século XVII, como drogas principais das farmacopeias? Chifre de unicórnio, pedra de bezoar, pó de múmia do Egito, pérolas moídas, o musgo raspado da caveira de um criminoso enforcado em correntes... Quando *sir* Unton, embaixador da rainha Elizabeth, na corte de Henrique IV ficou doente, o médico do rei ministrou-lhe Confetio Alcarmas, composto de almíscar, âmbar, ouro, pérola e chifre de unicórnio, com uma pomba aplicada ao seu lado. O rei Carlos II, por ocasião de sua última moléstia – que se presume ter sido embolismo – foi assistido por quatorze médicos, que lhe prescreveram, entre outras coisas, julepo de pérolas, pedra bezoar, rapé, extrato de caveira humana etc... Quando o cardeal Richelieu se achava no leito de morte, bebeu uma mistura de excremento de cavalo e vinho branco. O médico erbanário do Peru no tempo dos incas, ao saber de tão grotescos tratamentos, devia formar um juízo bem pouco lisonjeiro do seu colega europeu [...].

Essa foi a medicina aplicada na Europa por séculos: arcaica, ignorante dos princípios cruciais sobre os processos orgânicos da saúde e doença, além dos farmacológicos. Simbólica, valia-se da força supostamente transmitida por animais como o cavalo, ou que transmitiam a ideia de espiritualidade como as pombas. Mágica, procurava no pó de múmias e caveiras de enforcados, sem mencionar o chifre de unicórnio – elementos difíceis ou impossíveis de serem obtidos –, a cura de seus males. Era uma medicina que precisava desesperadamente do desenvolvimento de pelo menos duas outras ciências então incipientes: a biologia e a química.

Foi essa medicina que chegou ao Brasil naquele abril de 1500...

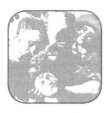

O ENCONTRO DE DOIS MUNDOS

O QUE PERO VAZ DE CAMINHA NÃO RELATOU

Posto que o Capitão-mor desta vossa frota, assim como os outros capitães escrevem à Vossa Alteza sobre a nova descoberta desta vossa terra nova que ora nesta navegação se achou [...] não deixarei também de dar conta disso a Vossa Alteza, assim como eu melhor puder [...].
Pero Vaz de Caminha, 1500

No outono de 1500, pela primeira vez uma esquadra lusitana chegou oficialmente à costa brasileira. Heróis para uns, vilões para outros, os portugueses vivenciaram um dos episódios mais marcantes para a história das Américas e, por que não dizer, de toda a humanidade. O intercâmbio entre povos tão diversos que se seguiu a partir dessa e de outras viagens transoceânicas concedeu ao mundo novos rumos, novas experiências, novos horizontes e paisagens, transformou usos e costumes e interferiu na natureza, outrora imaginada imutável. Vida e morte andaram juntas – e a largos passos. Ninguém, a partir daquele momento da descoberta seria capaz de prever os acontecimentos vindouros.

Naquele derradeiro abril do século XV, em um primeiro momento, os indígenas assistiriam incólumes à chegada dos portugueses. Que impacto teria sobre eles a aproximação da esquadra, composta por embarcações para eles inimagináveis; o que será que registraram em suas mentes? O fenômeno manifesto permanece nebuloso para o complexo campo da neuropsicologia: diante do desconhecido, nosso cérebro nos prega peças e despreza o que é incapaz de interpretar... Supondo-se ter isto de fato acontecido, a realidade deve ter se materializado quando avistaram os homens que, mesmo de aspecto e vestimentas estranhos, representavam o conhecido – falavam, gesticulavam, bebiam, comiam, andavam sobre dois pés. E matavam.

Pedro Álvares Cabral (1467?-1520?) e seus subordinados chegaram ao litoral baiano nas precárias condições nutricionais e higiênicas próprias da época. Em meio ao caos de uma tripulação que contava não apenas com marinheiros experientes, mas também com jovens imberbes, dois membros destacavam-se além do comandante. Um deles era mestre João Menelau, bacharel em artes, medicina e astronomia, que garantiu a posse portuguesa do novo território não pelo solo, mas pelo mapeamento das estrelas – e tornou conhecido o nosso Cruzeiro do Sul.

Para a época, não era estranho um médico ser autor de uma minuciosa representação dos céus, pois se atribuía aos astros a responsabilidade sobre a saúde e a doença; medicina e astronomia eram ciências complementares e inseparáveis. João Menelau, personagem misterioso na história luso-brasileira, não deixou nenhuma observação sobre suas práticas médicas e tampouco escreveu sobre os indígenas que encontrou, mas deixou esse feito ao encargo de outra figura de destaque na frota – o escrivão Pero Vaz de Caminha (1450-1500).

Caminha narrou com graça e singeleza o encontro entre dois mundos, que em um primeiro momento certamente compartilharam sentimentos que pairaram entre o medo e a curiosidade. Diferentes sons, ornatos, gostos, línguas, odores puderam ser experimentados e com todos os sentidos exaltados, à flor da pele, tornar-se-iam inevitáveis as comparações de suas disparidades. De um lado, os indígenas: corpos nus, adornados com elementos encontrados na natureza, integrados a ela. Uma vida simples, primitiva, que incluía comida e abundância de água fresca, assim como banhos assíduos para se refrescarem. Nem todos os indivíduos deveriam estar saudáveis – a eterna salubridade nativa, já discutida, é um mito – mas os doentes estariam reclusos em suas moradias, conforme o costume nativo.

Do outro lado, os portugueses: semanas confinados sob condições deploráveis em embarcações sujas, comida racionada e insatisfatória, água podre armazenada em tonéis de madeira, roupas se decompondo junto aos corpos, ectoparasitoses, diarreias, desnutrição. Alguns indígenas convidados a conhecerem a nau capitânia, para espanto dos anfitriões, rejeitaram a água retirada dos tonéis e oferecida cordialmente pelos navegantes, habituados às agruras de semanas ao mar. Sem delongas, os nativos cuspiram-na, denunciando seu mau gosto.

Na mesma narrativa, conhecida como a certidão de nascimento do Brasil, o escrivão impressionara-se com o aspecto saudável indígena: "pardos, quase avermelhados, de bons rostos e bons narizes, benfeitos...". Porém, Caminha não enfatizou o contraste entre eles e a maioria daqueles pobres marujos que já em Portugal sofriam as consequências de má nutrição crônica, piorada pelas condições vividas a bordo das naus e caravelas; mas registrou a fuga de dois grumetes, que preferiram permanecer em uma terra desconhecida a voltar a bordo, possivelmente fugindo de uma vida miserável que bem conheciam.

O escrivão discursou sobre plantas e animais, confrontando-os ao que conhecia. Comparou a mandioca, principal base alimentar daquele grupamento indígena, com uma raiz africana, o inhame. Arriscou previsões sobre a fertilidade da terra, sugeriu a cristianização de toda aquela gente jamais vista, mas não tinha condições de analisar as consequências futuras de atos aparentemente inocentes perpetrados pelos portugueses.

Uma das medidas iniciais na nova terra fora providenciar madeira para a elaboração de uma cruz. A missa que se seguiu, celebrada sob curiosos olhares indígenas, realizou-se aos pés de uma das primeiras árvores aqui abatidas pelos europeus. Muitas delas caíram nos anos subsequentes, mas para fins bem menos nobres. A exploração da natureza, metaforicamente iniciada com a queda daquela árvore, tornar-se-ia predatória, uma das causas da radical mudança nas vidas de homens, animais e plantas nativas.

Do mesmo modo, a cruz usada na missa augurava consequências vindouras deletérias para a população indígena. Apesar das inegáveis boas intenções, os nativos foram cristianizados à força, confinados sob os cuidados de religiosos e postos em contato com os europeus e toda a sorte de parasitas trazidos por eles. Foram, a partir de então, subtraídos de sua cultura, suas crenças e seu modo de vida – além da própria existência. Assim, a vítima mais notável consequente às aventuras marítimas foi a vida humana indígena.

Setenta anos após a amistosa recepção oferecida aos portugueses, a tribo tupiniquim encontrada por Cabral e sua frota deixou de existir. Ela e muitas outras foram vítimas da degradação ambiental e social que se seguiu à descoberta. Ela e muitas outras sucumbiram às epidemias trazidas pelos colonizadores.

Caminha não tinha como prever tamanho desastre.

PINDORAMA FERIDA

É o fim do viver e o início do sobreviver.
Cacique Seattle,
Tribo Suquamish, EUA, 1855.

Os efeitos do contato entre europeus e brasilíndios não foram sentidos de imediato, pois o intercâmbio entre eles permaneceu, por muito tempo, ocasional. Não obstante haverem encontrado novas terras a serem exploradas, por mais de trinta anos após o descobrimento, os portugueses consideraram desnecessário fundar nelas povoações de importância. As aventuras nas Índias atraíam de nobres a gente simples do povo e prometiam fortunas incomparavelmente maiores que o Novo Mundo. Diante da impossibilidade da exploração rápida de grandes riquezas minerais, os colonizadores encontraram vantagens econômicas na extração de uma árvore então abundantemente encontrada no litoral: o pau-brasil (*Caesalpinia echinata*). Dela extraía-se um corante vermelho, cor bastante apreciada nas cortes europeias, e por isso de suma importância para a tinturaria da época. Em um dos primeiros livros publicados sobre o assunto (1541), das 33 receitas para o vermelho, 26 utilizavam a tintura obtida do pau-brasil. A madeira também era utilizada na confecção de móveis, pisos, instrumentos musicais, esculturas e até para um suposto uso medicinal: em períodos de epidemias, era uma das plantas queimadas nas encruzilhadas das povoações coloniais que surgiram no decorrer dos anos.

O pau-brasil era encontrado principalmente nos litorais da Paraíba, Pernambuco e Cabo Frio. Ali foram fundadas as primeiras feitorias, localizadas em ilhas próximas ao continente para sua proteção e onde guardavam gêneros de resgate, algumas sementes trazidas da Europa e animais domésticos de fácil reprodução. Núcleos populacionais insignificantes, as feitorias eram nômades. Em razão do corte intensivo da madeira e seu rápido esgotamento, os exploradores deslocavam-se frequentemente para novos locais ricos em pau-brasil, ficando o impacto ambiental considerável quase exclusivamente por conta da exploração dessa madeira. Durante os primeiros anos após o descobrimento, extraiu-se o pau-brasil em tamanhas proporções que, já em 1607, durante o período de unificação das coroas ibéricas, os espanhóis criaram a função de guarda florestal. O objetivo era evitar a derrubada desenfreada e consequente extinção das árvores, assim como – principalmente – proteger seu monopólio.

Farejando possíveis lucros, homens de outras nações europeias traficavam na costa brasileira. Dentre eles, os mais arrojados foram os franceses. Virtualmente presentes logo após o descobrimento, consolidaram alianças com tribos indígenas hostis aos portugueses, aumentando a tensão entre grupos nativos previamente beligerantes e comprometendo a tênue paz existente. Nesses primeiros trinta anos de contato, o comércio dos brasilíndios com os portugueses foi significativamente menor que com os franceses, ansiosos não só em adquirir o pau-brasil, mas também algodão, pimenta e animais silvestres. Respondendo a protestos lusitanos, que clamavam por obediência ao tratado de Tordesilhas, o rei Francisco I da França ironicamente lhes perguntou onde encontraria a cláusula do testamento de Adão que o excluía da partilha do mundo entre Portugal e Espanha. Tal episódio, além de aumentar a tensão entre os dois países, contribuiu para que os portugueses procurassem meios de garantir a posse de seus territórios nas Américas e preservar sua autonomia geopolítica.

A colonização foi a única saída encontrada, mas restava-lhes viabilizar economicamente um empreendimento tão extraordinário. Com a experiência adquirida em suas ilhas atlânticas, os portugueses decidiram cultivar a cana-de-açúcar ao longo do litoral brasileiro, na esperança de consolidar seus domínios e atrair investimentos. A geração de riquezas pelo ouro verde era uma aposta que se mostrou acertada em razão de uma mudança recente de costumes e usos da planta.

Desde a antiga Pérsia, por centenas de anos essa gramínea fora plantada em hortas, pois se acreditava em seu poder medicinal. Mas no final da Idade Média, o açúcar transformou-se em guloseima. Um consumo que adoçava o paladar, fornecia um prazer imenso em sua degustação e tornava sua lucrabilidade fabulosa.

Em 1532, Martim Afonso de Souza comandou uma expedição que além do elemento humano trouxe animais domésticos e de carga, instrumental de ofícios, sementes e mudas de plantas comestíveis e medicinais e até... roseiras. Acredita-se que tenha também trazido as primeiras mu-

A extração de pau-brasil foi intensa dur
os primeiros anos após a descobe
porém não havia contato significativo e
europeus e brasilín

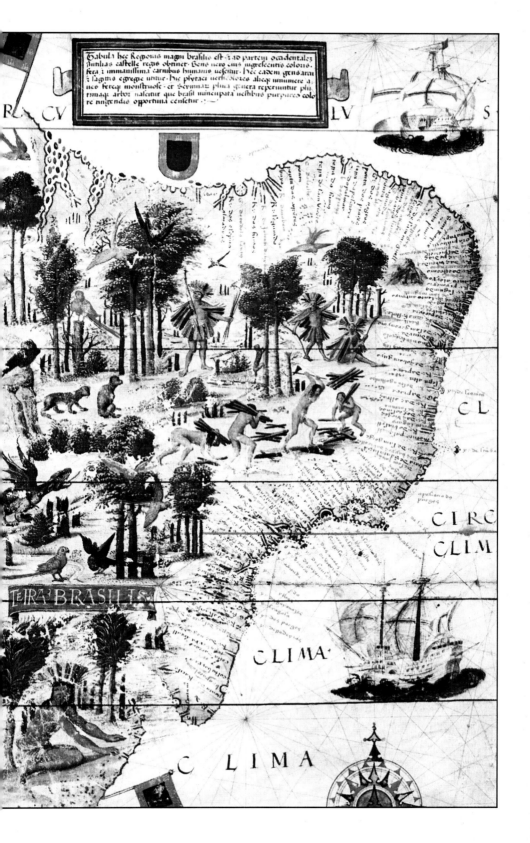

das de cana-de-açúcar. Iniciou-se oficialmente ali, nas cercanias de São Vicente, a colonização do Brasil.

Para os portugueses, as Américas ofereciam uma vantagem primordial em relação às suas colônias africanas e asiáticas – a salubridade. Usada como entreposto de viagem para as Índias, Moçambique era considerada um cemitério para os viajantes – entre 1528 e 1558 ali morreram cerca de 30 mil homens de malária e outras febres, que não poupavam do mais simples tripulante ao mais nobre dos passageiros. Em Goa havia uma enorme frequência de doenças gastrointestinais – incluindo a cólera – possivelmente causadas pela natureza porosa do solo que facilitava a mistura de água potável com os esgotos; por outro lado, as águas estagnadas forneciam um ambiente propício para a proliferação de mosquitos, em especial o transmissor da malária, doença que acarretava impressionante mortalidade. Apenas no Hospital Real de Goa, entre 1600 e 1630 faleceram nada menos que 25 mil portugueses.

Apesar de esses problemas inexistirem nessas proporções no Brasil, outros aguardavam pelos portugueses. A derrubada de florestas, a falta de braços para o trabalho, o ataque de índios hostis eram algumas das dificuldades que se multiplicavam na colônia. Apenas uma agricultura em larga escala poderia justificar o investimento, e apesar de todos os obstáculos, gradativamente, os campos e as florestas nativos deram lugar à planta asiática que passou a dominar a paisagem litorânea. Calcula-se que até o fim do século XVII, as plantações de cana eliminaram cerca de 1.000 km² da Mata Atlântica – a primeira vítima –, e a extração da lenha, necessária para a produção de açúcar, outros 1.200 km².

Portugal, real beneficiário da comercialização de produtos coloniais no circuito comercial europeu, passou a incentivar a concentração de renda nas mãos de uma elite que se aventurava na exploração das terras do Novo Mundo. Dessa forma, garantia-se tanto o consumo de produtos metropolitanos, quanto a empresa mercantilista. O problema da manutenção desse sistema era a obtenção de mão de obra. Que braços aguentariam o difícil trabalho nas lavouras?

O ENCONTRO DE DOIS MUNDOS

A população portuguesa era numericamente insuficiente para a emigração em larga escala, fruto de uma política agrícola ineficiente e de epidemias que periodicamente se espalhavam na Europa. A procura de mão de obra voltou-se para o alvo mais fácil – e mais frágil: os brasilíndios.

As ferramentas agrícolas e quinquilharias usadas para o escambo – um princípio de trocas para a obtenção de pau-brasil e outras mercadorias de interesse comercial para a Europa – tinham alcançado seu grau de saturação nas tribos e tornaram-se desinteressantes para a sociedade indígena. Essa sociedade singular não almejava o acúmulo de bens e considerava de alçada feminina o monótono trabalho nas plantações. Paralelamente, uma agricultura de tamanhas proporções tornava inviável a mão de obra assalariada. A escravidão foi, dentro desse sistema, uma consequência inevitável.

Os indígenas que habitavam próximo a terras férteis e propícias para o plantio da cana-de-açúcar foram a primeira e óbvia escolha para a escravização. Nem a paz selada com os portugueses nem as lutas empreendidas contra os mesmos salvariam os nativos de seu destino.

Nunca houve uma tentativa coordenada de expulsar os colonizadores de suas terras. Para tal, a premissa indispensável seria a união das tribos. Contudo, nenhuma de suas línguas continha uma palavra ou o conceito de "índios", que os distinguia de outros povos vindos de além-mar. Sua própria estrutura social impedia a união e a resistência comum frente aos colonizadores europeus. Estes, fossem eles portugueses, franceses ou holandeses, usaram da ancestral inimizade entre tribos para se beneficiar. Cada unidade política indígena, por sua vez, procurou a situação que lhe fosse mais vantajosa. Isso não impediu que guerras sangrentas fossem travadas, algumas com duração de mais de vinte anos, com uma tenaz resistência indígena.

Contudo, diante do inevitável, Pindorama, palavra tupi que significa "terra das palmeiras", e simboliza aqui os domínios nativos – homens, plantas e animais –, com a vinda europeia sangrava e perdia, um a um, seus filhos.

DEUS E AS MURALHAS DOS SERTÕES

> *O português tem obrigação de ser católico e de ser apostólico. Os outros cristãos têm obrigação de crer a fé; o português tem a obrigação de a crer e mais, de a propagar.*
> Padre Antonio Vieira, século XVII

Seriam os primitivos habitantes das Américas, de fato, homens?

Por mais surpreendentes que pareçam aos olhos modernos, perguntas como essa geravam debates acalorados no universo europeu de então, incapaz de compreender culturas tão diversas da sua. Afinal, os indígenas eram ignorantes do Deus cristão, não possuíam leis escritas e sequer um rei que os representasse, não buscavam lucros monetários, andavam nus e alimentavam-se de carne humana. Que mundo era esse?

Roma, após intensa discussão sobre a natureza indígena, em 1529, autorizou sua conversão ao cristianismo e oito anos após, promulgou duas bulas papais que proibiam a escravização nativa. Finalmente, através desses atos, os indígenas foram considerados "seres humanos capazes de fé e de salvação", mas essa vantagem, ao contrário do que se esperaria, não os beneficiou. Estado e Igreja estavam unidos em um círculo de interesses, e suas tentativas para incorporar os nativos na estrutura colonial e estabelecer seu bem-estar visaram principalmente às suas próprias instâncias.

Em um dos pontos do círculo estava a metrópole, que vislumbrava uma solução defensiva dos limites territoriais no Novo Mundo e, por essa razão, proclamava leis que limitavam a escravização indígena, mas colocavam seu serviço atrelado ao Estado. Nesse contexto, um parecer do Conselho Ultramarino de 1695 concedeu aos brasilíndios a alcunha de "muralhas dos sertões" e os transformou em guerreiros a serviço da Coroa. Em outro ponto do círculo estava o poder da Igreja, responsável pela conversão dos indígenas ao cristianismo. Para esse fim, muitos religiosos vieram com a melhor das intenções, dedicaram-se e morreram por uma causa que acreditavam gloriosa – levar a fé e a salvação aos nativos. Contudo, o Deus cristão imposto aos indígenas foi o que Hoonaert chamou de "expressão a mais do poder dominador". Reduzidos ou escravizados, os nativos eram batizados como sinal de submissão não apenas ao cristianismo, mas principalmente à Coroa portuguesa e seus vassalos. Para esse poder dominador, muito mais importante que convertê-los a uma religião, era a possibilidade de controle sobre os indígenas, já que, convertidos, eles transformavam-se em mão de obra para o governo, colonos e a própria Igreja.

Durante os primeiros anos de colonização, foram enviados às terras brasileiras religiosos pertencentes ao clero regular, franciscanos, carmelitas e beneditinos. Contudo, após a implementação do Governo Geral em 1549, vieram com Tomé de Sousa (1503-1573?) aqueles que se tornaram os maiores responsáveis pela cristianização indígena, pela educação dos filhos dos colonos e pelos cuidados dos doentes. Eram os jesuítas, que acompanharam a máquina do governo português e que poucos anos antes haviam vinculado suas funções a serviço do Papa e dos estados católicos de Portugal e Espanha. Na primeira leva de jesuítas estavam o primeiro Provincial do Brasil, Manuel da Nóbrega (1517-1570), além de Leonardo Nunes (?-1554), Antonio Pires (?-1572) e João de Azpicuelta Navarro (?-1557), personagens importantes na história do país que cumpriram à risca as missões outorgadas pela nova ordem – a defesa e a expansão da fé católica. Eles não mediram esforços para alcançá-las.

Enviados para as longínquas terras nas Américas, os jesuítas precisaram conciliar a missão evangelizadora com sua sobrevivência e, muito precocemente, perceberam que o sucesso da missão dependia de um convívio mais íntimo com os indígenas, assim como de seu sustento. Sob supervisão da Companhia de Jesus surgiram os *aldeamentos* que, sempre próximos a um núcleo urbano, eram constituídos por índios recrutados pelos missionários ou seus representantes – voluntariamente ou através da força –, em processo que ficou conhecido como *descimento*. Durante muitos anos, o número de indígenas superou o de colonos, situação considerada uma ameaça à população das pequenas vilas portuguesas. Por este motivo, uma lei de 1611 limitava o número de famílias nativas nesses núcleos jesuíticos a trezentas. Mas com frequência esta regra não foi observada, principalmente nas missões espanholas. As *missões* eram também unidades autônomas de produção, mas situavam-se sertão adentro, com o fim de afastar os nativos dos colonizadores e seu apetite voraz por mão de obra escrava.

Para a catequização, os jesuítas encenavam peças religiosas e batizavam grandes levas de índios, explorando habilmente seu encantamento com os cultos da Igreja Católica, sobretudo com a música. Na ânsia de cumprir a missão, as atitudes clericais algumas vezes levavam a incidentes inusitados; em um deles, ocorrido nos primórdios do Brasil colonial, houve um boato entre os indígenas de que a água do batismo dava mau gosto à carne dos prisioneiros de guerra. Como o costume nativo rezava que os vencidos fossem devorados pelos vencedores, o chefe da tribo triunfante proibiu o batismo dos derrotados, mas os jesuítas usaram de sua imaginação para driblar tal impedimento. Os padres passaram a molhar as mangas de seus hábitos com água benta e disfarçadamente ungiam os vencidos, em uma tentativa desesperada para conseguirem a salvação espiritual da vítima...

Se por um lado tentavam proteger e agradar os nativos, por outro os jesuítas os subjugavam com a força da fé. Castigos corporais, a indução ao terror brasilíndio frente ao Juízo Final, assim como a arregimentação de crianças, eram práticas usadas sem um crivo aparente. Contra a vontade dos pais, os pequenos curumins não raro serviam como espiões, informando aos religiosos sobre reincidências em antigos costumes por parte dos mais velhos da tribo.

Os jesuítas foram os primeiros responsá não apenas pela conversão indí ao cristianismo, também pelos cuida médicos aos nati

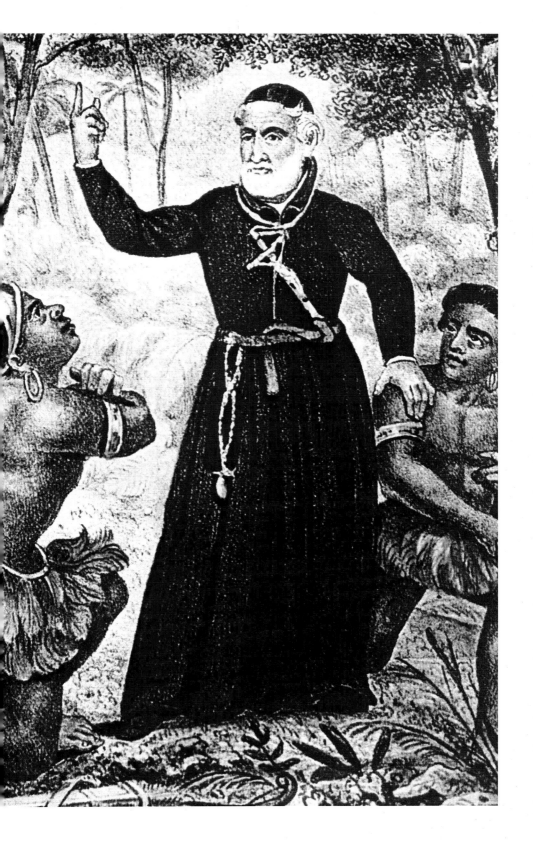

Era um mundo estranho, uma relação de amor e ódio entre líderes religiosos e seus pupilos. Como se não bastassem as pressões sociais e psicológicas exercidas sobre os nativos, uma das consequências de seu método de controle foi particularmente deletério: confinados em aldeamentos ou missões com tribos distintas – muitas hostis entre si –, aglomerados em habitações que certamente não obedeciam às mesmas condições de higiene de suas aldeias originais, os indígenas tornaram-se alvo de um inimigo muito mais assustador – as doenças infectocontagiosas.

Por força das circunstâncias, os jesuítas tiveram que tomar para si a responsabilidade do cuidado aos doentes e, para todos os efeitos, tornaram-se, do ponto de vista das comunidades indígenas sob sua guarda, o que jamais imaginaram: os seus novos... pajés.

MÉDICOS DE ALMAS E DE CORPOS

> *Porque não somente os curam nas almas como pastores, pregando-lhes a doutrina duas vezes no dia, confessando-os e administrando-lhes os sacramentos, enterrando os que morrem, ajudando-os a bem morrer [...] e quando estão doentes, os padres são os seus médicos e enfermeiros e enfim se hão com eles como pais com filhos e tutores com pupilos.*
> Relação Anual das Coisas que Fizeram os Padres da Companhia de Jesus nas suas missões [...] nos anos de 1600 a 1609

De 1586 a 1604, os jesuítas enviaram o número nada desprezível de 26 missões ao Brasil. Em 1586 saíram daqui para fundar sua primeira missão evangelizadora no Paraguai. Todo esse empreendimento dependia de uma alta capacidade de organização, de controle, de treinamento de pessoal e de investimento.

Para honrar o compromisso firmado com os reis portugueses e espanhóis, os religiosos que se aventuraram nas Américas pagaram um alto preço. Na difícil vida comunitária das Américas fabricavam suas próprias roupas e sapatos, construíam suas casas, dormiam em redes, enfrentavam animais selvagens, enxames de insetos e índios hostis. Rezavam, lutavam, marchavam por sertões áridos e florestas úmidas; e doentes, sangravam-se de pé, pela necessidade de continuar caminhando e levar a palavra da fé às almas carentes de salvação. Muitos morreram tentando; sucumbiam em emboscadas de nativos, de doenças preexistentes ou adquiridas nas missões e aldeamentos que se espalharam pelos lugares mais distantes. Um testemunho no ano de 1561 afirmava que havia na terra:

> [...] muitas enfermidades, principalmente "câmeras de sangue", uma espécie de pestilência. Um irmão adoecera de bexigas. Finalmente a 20 de janeiro, finara-se nosso irmão Mateus Nogueira Ferreiro de uma dor de cólica e pedra que muitas vezes padecia...

"Câmeras de sangue" era o nome dado às disenterias acompanhadas por sangramento intestinal. Vários parasitas podem ter sido os seus agentes causadores, o que impossibilita um diagnóstico preciso, entre eles as amebas (*Entamoeba hystolitica*, causadora de colite disentérica, cujas manifestações mais notáveis são disenterias mucossanguinolentas com grandes perdas hídricas, dor abdominal e febre), o *Strongyloides stercoralis* (raramente causa sangramento intestinal, porém seus sintomas dependem, entre outros fatores, da carga parasitária e do estado imunológico da vítima) ou salmonelas (*Salmonella typhi*, causadora da febre tifoide, que também causa sangramentos digestivos excepcionalmente).

Essas disenterias foram frequentes durante todo o período colonial e vitimaram não apenas os colonizadores, mas também – e principalmente – os índios. O chefe Tibiriçá, personagem famoso na história de São Paulo, morreu de uma dessas disenterias no Natal de 1562, supostamente trazida por escravos de localidades vizinhas aos campos de Piratininga (maculo?).

Apesar de alguns testemunhos contrários, os ares do Novo Mundo eram na maioria das vezes considerados sadios, convidativos aos doentes da Europa. O padre Anchieta (1534-1597), supostamente portador do mal de Pott (tuberculose óssea) considerava-se curado pelos bons ares do

Brasil, apesar de, segundo ele, na terra não haver "enxaropes nem purgas, nem mimos da enfermaria".

Não tão otimista, o padre Manoel da Nóbrega, que não conseguiu se livrar de sua gagueira e muito menos de seus problemas pulmonares, possivelmente causados pela tuberculose, em 1556 confessava:

> [...] a mim me devem ter já por morto porque, ao presente, fico deitando muito sangue pela boca o médico de cá ora diz que é veia quebrada, ora que é do peito, ora que pode ser da cabeça; seja donde for, eu o que mais sinto é ver a febre ir me desgastando pouco a pouco [...].

Fato extremamente raro foi Nóbrega ter sido cuidado por um médico. Entretanto, a vantagem era de valor questionável. Se na Metrópole a falta de profissionais era regra e a qualidade da assistência ruim (ver capítulo "Navegações e grandes descobertas"), as condições da colônia eram ainda mais precárias. Sem médicos, cirurgiões, barbeiros ou boticários, nos primórdios da colonização os jesuítas precisaram literalmente arregaçar as mangas e colocar seus conhecimentos, mesmo que escassos, a serviço da saúde deles próprios e da população sob sua guarda.

Em 1574, o provincial Inácio de Tolosa reconheceu a necessidade de cuidados médicos nos núcleos jesuíticos e determinou a criação de enfermarias e casas isoladas em todos os aldeamentos – uma medida que, na prática, já há muito estava estabelecida. A princípio as construções eram toscas, de poucos recursos, mas contavam com a dedicação dos religiosos, movidos pelos sentimentos de compaixão e de busca de redenção de suas próprias almas e as de seus protegidos. Contudo, de início algumas práticas médicas feriam a doutrina e os votos jesuíticos e significaram o surgimento de dilemas que tiveram de ser resolvidos em instâncias superiores. Como juraram que não derramariam sangue, virtualmente lhes era proibida a sangria, procedimento usado milenarmente na medicina.

O ENCONTRO DE DOIS MUNDOS

A embaraçosa situação foi contornada pelo próprio fundador da ordem, Inácio de Loyola que, arguido sobre o assunto, respondeu que a caridade se estendia a tudo. Liberados do peso em suas consciências, os jesuítas passaram a incluir a sangria em sua prática clínica por absoluta falta de opção – moral, pois não havia quem a fizesse, e terapêutica, por ser uma das principais armas da medicina de seu tempo.

De um lado, ancorados pela filosofia e prática médica europeia, por outro, pela terapêutica indígena, com seu amplo uso da flora nativa, os jesuítas foram os reais iniciadores do exercício de uma medicina híbrida que se tornou marca do Brasil colonial. Alguns religiosos vinham de Portugal, já versados nas artes de curar, mas a maioria aprendeu na prática diária as funções que deveriam ser atribuídas a um físico, cirurgião, barbeiro ou boticário. A falta de profissionais obrigava-os a exercer tais práticas e da necessidade fez-se a ação – pelo menos em uma das vertentes em que foram obrigados a atuar: ficaram célebres as boticas dos padres da Companhia de Jesus, que serviam não apenas aos nativos como também aos colonos.

Ao longo dos anos, essas boticas foram equipadas com fornalhas, alambiques, armários, pilões de mármore, marfim e ferro, pesos, medidas, balanças, tachos de cobre e de barro e todo o material necessário para a elaboração de medicamentos. Sob indicação indígena, os jesuítas cultivaram ou colheram nas florestas as plantas medicinais nativas; do conhecimento vindo de além-mar, que incluía não apenas informações sobre medicina popular, mas também erudita, aprendida em compêndios médicos que engrossavam a lista de livros de suas bibliotecas, os religiosos aclimataram e, por fim, plantaram as ervas curativas estrangeiras – de Portugal, seus domínios e parceiros comerciais. Da manipulação de ambas e de produtos minerais e animais surgiam remédios para os mais diversos males que, catalogados em Coleções de Receitas, eram transportados ao longo da costa em embarcações e abasteciam outros núcleos jesuíticos litorâneos. Famosos e afamados, esses medicamentos acabaram por atravessar o Atlântico.

Dessa forma, o uso da ipecacuanha foi divulgado em Portugal a partir de 1625, depois de inventariadas as receitas do Irmão Manuel Tristão, enfermeiro do Colégio da Bahia. Desse mesmo Colégio surgiu a "pedra infernal" (nitrato de prata), indicada para "exterminar verrugas, consumir carnes supérfluas e calosas nas úlceras e para outros semelhantes efeitos". Outro sucesso foi a triaga brasílica, um preparado de plantas brasileiras, óleos, sais minerais e gomas, usado para males tão diversos quanto envenenamentos, verminoses, febres, "doenças de mulheres", entre outras, e que alcançou grande reputação na Europa.

Os jesuítas também foram os responsáveis pelo conhecimento atual de algumas afecções que vitimavam os indígenas, graças à elaboração de dicionários. Estes, originalmente escritos para a detecção dos "pecados" nativos, traduziam nomes de partes do corpo, e quase por acaso informaram sobre alguns problemas simples enfrentados pelos nativos. Pelo menos duas obras são importantes para o conhecimento de termos anatômicos tupis: está aqui citado o nome de uma delas cujo título, que exemplifica o estilo da época, contém um resumo de seu conteúdo, informa o autor e o ano da publicação:

> Nomes das partes do corpo humano, pella língua do Brasil, cõ primeiras, segundas & terceiras pessoas & mais differenças q nelles ha; mujto necessários aos confessores que se occupão no menisterio de ouuir confissões, & ajudar aos jindios onde de contino serue. Juntos por ordem alphabetica, pêra mais facilmente se achare, & sabere; pello padre Pero de Castilho da Companhia de Iesu. Anno 1613.

Na esteira do sucesso alcançado, um segundo dicionário surgiu em São Paulo de Piratininga (1622) com um novo vocabulário de termos anatômicos em português-tupi. Assim, sabemos que os nativos do litoral usavam expressões como *tetê* (corpo humano), *teça* (olho), *piã* (víscera de maneira geral ou fígado), *bîra* (pele) ou *nhiã* (víscera ou coração).

Também conhecemos simples afecções que os afligiam: *apiçâcoaruuma* (*apiçâ* significa ouvidos e *apîçáy*, surdo; cerume nos ouvidos) ou *muruã pôra* (*pôra* significa saltar, pular; *mi* ou *um pi* significa centro e *huã*, talo, portanto, hérnia umbilical).

Contudo, nem todas as queixas nativas sobre sua saúde eram simples. A morte rondava os aldeamentos, ceifava a vida de incontáveis nativos e conduzia os estabelecimentos jesuíticos ao mais completo fracasso. Ao contrário do que poderia se supor, o fim da vida indígena não era considerado um drama inadmissível pelos religiosos – consideravam-na positiva, pois ela rompia com elementos importantes da cultura indígena como a vida livre, a nudez, a antropofagia. Dessa forma, os religiosos acreditavam que ao partirem para o mundo dos mortos aquelas almas selvagens finalmente alcançariam o reino cristão dos céus. O ato de "bem morrer", mencionado em um relato jesuítico no início desta seção, seguia rituais que incluíam o batismo, a confissão e a recepção dos sacramentos da extrema-unção ou viático. Se tais ritos não fossem proferidos, os jesuítas penalizavam-se pelo fracasso de seu empreendimento.

Mas com os doentes literalmente batendo às suas portas, os padres esforçavam-se em tentar satisfazer tanto o temporal quanto o sagrado. Um eventual sucesso em sua terapêutica terrena estava atrelado à perspectiva de conversão nativa à fé cristã. José de Anchieta, que chegara ao Brasil em 1553 com a terceira leva de jesuítas, durante uma grande peste arregimentou seus discípulos e organizou grandes procissões para combater o mal. Conta-se que nessa ocasião traçou nove procissões aos nove coros dos anjos, participando todos os sãos, adultos com velas às mãos e os meninos com cruzes nas costas. Muitos deles flagelavam-se até que o sangue brotasse de seus corpos...

A epidemia que Anchieta tentava combater era de "prioris" (pleuris), uma pneumonia que podia sobrevir a uma gripe ou outras doenças pulmonares virais ou bacterianas e que em três ou quatro dias conduzia os nativos à morte. Presume-se que a gripe, causada pelo *Myxovirus influenzae*, também chamado vírus *Influenza*, se propagasse na Europa desde o século

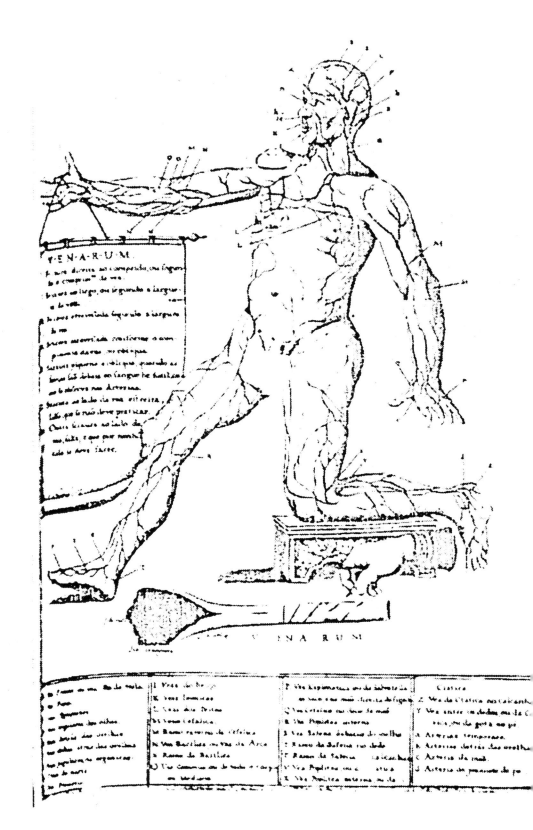

XII – seu nome deriva das teorias sobre a *influência* dos astros e planetas na saúde e doença dos homens. Quando atravessou o Atlântico, atingiu uma população imunologicamente incompetente para combatê-la e o resultado inescapável foi a catástrofe (sobre a doença, ver Box 12).

Box 12 – Gripe

Os vírus da *Influenza* têm alta capacidade de mutação e adaptação, se multiplicam nas células do trato respiratório, misturam-se às secreções ali existentes e são transmitidos por partículas de aerossóis ao se espirrar, tossir ou mesmo falar. Os sintomas manifestam-se através de tosse, espirros, obstrução nasal, coriza, mal-estar e febre. A pneumonia é uma complicação possível e o próprio vírus pode causá-la, mas existe maior susceptibilidade para infecções secundárias de bactérias como *Staphylococcus spp.*, *Streptococcus spp.* e *Pseudomonas spp.*, que, em um círculo vicioso, entram em sinergismo com o Influenza, podendo potencializar os danos pulmonares de seu portador.

As pandemias de *Influenza* – que acometem um grande número de pessoas em vários continentes – ocorrem em intervalos de 30 a 40 anos. Desde o século XVI contabilizam-se pelo menos 30 episódios. Em contrapartida, as epidemias acometem um número menor de pessoas em locais determinados, ocorrem a cada um a três anos geralmente durante o inverno, mas podem igualmente ter um efeito desastroso numa população com baixa imunidade – imunidade que os indígenas não possuíam para esse tipo de infecção.

A primeira epidemia de gripe no Brasil (possivelmente suína, vinda com as embarcações europeias) teria ocorrido em 1554, na capitania de São Vicente, e seus efeitos foram testemunhados por um personagem

gados a exercer a medicina, os jesuítas consultavam
uais terapêuticos de sua biblioteca. Alguns haviam
elaborados pelos próprios religiosos.

ilustre na história do Brasil: Hans Staden. Ele notou a desaparecimento de famílias inteiras na tribo tupinambá, em que permanecia como prisioneiro – sem que adoecesse – e inadvertidamente, relatou como o Deus cristão ganhou força e fama diante do desespero indígena, tanto entre os nativos quanto entre os colonos:

> Logo depois veio em pessoa o irmão de meu segundo amo à minha choça, sentou-se, pôs-se a clamar e disse que seu irmão, sua mãe, os filhos de seu irmão, todos tinham ficado doentes; seu irmão Nhaêpepô-oaçú mó havia enviado e me mandava dizer que eu tinha que conseguir do meu Deus que se tornassem de novo sãos. Acrescentou ele "Meu irmão acha que teu Deus está irado". Respondi: "Sim, meu Deus está irado porque teu irmão queria comer-me..." Morreram primeiro uma criança, depois a mãe do chefe, uma velha mulher... Depois de alguns dias morreu um irmão, a seguir outra criança e por fim o irmão que me havia trazido a notícia da moléstia... Ficou algum tempo (Nhaêpepô-oaçú) ainda doente, sarando entretanto, assim como uma de suas mulheres, que igualmente adoecera. Dos seus amigos morreram cerca de oito e, ainda outros, que também me haviam feito sofrer muito...

Esse não foi um episódio único, mas vários se repetiram e causaram verdadeiras tragédias entre a população nativa. Em 1558-59, um surto de "prioris" e "câmaras de sangue" abalou a capitania do Espírito Santo – os mortos foram contabilizados em mais de seiscentos e o padre Brás Lourenço, responsável tanto pelos cuidados espirituais quanto profanos de seus protegidos, fazia ali 13 enterros por dia.

A perda inexorável da população levou à redução gradual do número de nativos, que de milhões passaram a poucos milhares em um curto espaço de tempo. Se não existem dúvidas a respeito desse decréscimo, sobram discussões sobre os números da depopulação. Manuela Carneiro da Cunha fez uma compilação de dados de diversos autores e a disparidade nas estimativas populacionais antes da colonização são patentes.

O ENCONTRO DE DOIS MUNDOS

Segundo a autora, esses números tão diversos resultam de avaliações discordantes sobre a diminuição da população indígena após a chegada europeia: alguns estudiosos acreditam que de 1492 a 1650 teria havido um decréscimo de 25% no número de habitantes americanos, enquanto outros defendem cifras bem maiores, que alcançam 95 a 96%.

Diante de tantas incertezas, jamais se chegará a um número preciso de habitantes na América pré-colombiana. Mas reconhece-se que a vida indígena mudou para sempre com a chegada europeia – e para pior.

As doenças sexualmente transmissíveis também tiveram sua parcela de culpa no decréscimo demográfico indígena ao longo dos anos. A sífilis espalhava-se entre brasilíndios e colonos (com a ressalva de que era muitas vezes confundida com o pian, uma treponematose nativa), assim como o "corrimento do cano" (possivelmente gonorreia), e seu efeito de causar abortamentos e esterilidade feminina. Apesar de não ser possível delinear essas doenças como verdadeiras epidemias entre os indígenas, a longo prazo elas certamente contribuíram para a redução ainda maior de uma população já depauperada.

Contudo, era durante as epidemias que a situação tornava-se catastrófica. Fomentadas por micro-organismos de além-mar (trazidos tanto pelos europeus quanto pelos africanos, que vindos em condições sub-humanas em navios negreiros apinhados, foram vítimas e agentes importantes de doenças infectocontagiosas), pela falta de imunidade e pela desorganização social, a situação indígena foi piorada pelas condições de aglomeração populacional imposta nos aldeamentos. Os religiosos pouco podiam fazer além de, com seu discurso transcendentalista, ocupar o lugar dos pajés.

Os jesuítas, responsáveis por intensas campanhas de degradação desses membros outrora tão respeitados pela tribo, combateram-nos pelo que eles representaram – misticismo, magia e curandeirismo – e os expulsaram de suas comunidades. A destruição da posição dos pajés foi consequência inevitável, uma vez que eles, assim como os demais integrantes de sua tribo, morriam pelas doenças infectocontagiosas trazidas de além-mar. Dessa forma, os sobreviventes reconheciam ainda mais o poder jesuítico, sua força e capacidade de ficar incólume frente a tão arrasadoras doenças: "vós, sim, padres, viveis e não nossos feiticeiros que morrem como nós".

Além da praga divina para justificar tamanha mortandade nativa, os "novos pajés" tentavam atribuir as causas das doenças obedecendo às teorias médicas europeias da época. Em *Carta Ânua das missões Guarani no Paraguai*, em 1634, o padre Romero atribuía as epidemias dentro de esperadas concepções galênicas:

> [...] têm quase todos as mesmas complexões, as mesmas comidas, e guardar todos ou uma, sem discrepar um mesmo teor de vida, e assim as enfermidades nascidas destes humores e destemperanças de comidas etc. são as mesmas em todos [...].

O mesmo padre atribuía a propagação das epidemias ao fato de serem os guaranis "naturalmente andarilhos", e não se apercebeu da gravidade da ação dos próprios jesuítas em mandarem "um mancebo enfermo" para as aldeias antigas, pela falta de pessoal para atendimento aos doentes.

Assim, as aldeias iam caindo, uma a uma, de *tepotí ugui* ou *tepotí pyta* (câmaras de sangue/disenterias), *mbirua* (ampollas/sarampo), *acanundu yrundi ara*, *naboguara* (febres quartãs/malária)...

Contudo, nenhuma delas teve efeito tão terrível quanto aquela que se tornou a mais voraz: *Mereba-ayba* (doença maligna), a varíola.

POR QUEM OS SINOS DOBRARAM

> *Há de quando em quando grandes mortandades entre eles [índios] como aconteceu pouco tempo há, que pedaços lhes caíam, com grandes dores e um cheiro peçonhentíssimo [...].*
> Carta de Baltazar Fernandes ao Colégio de Coimbra, 5/12/1567

A varíola, provavelmente originária da Índia, chegou à Europa durante a Idade Média trazida pelos sarracenos, deixando um rastro de morte por onde passasse. Era uma velha inimiga na Ásia e África, cujas populações desde tempos imemoriais invocavam divindades protetoras como Sitala Mata (Índia), Ma-Chen e Pan-Chen (China) e Sopona (África – iorubás; no Brasil foi introduzido com os nomes de Omulu e Obaluaê). No entanto, a moléstia era totalmente desconhecida nas Américas. O nome "varíola" vem do latim *varius*, indicativo de doença com lesões pontuais na pele, popularmente denominadas "bexigas". Essas lesões eram as manifestações mais notáveis da doença, que seguiam um curso evolutivo definido de mácula, pápula, vesícula, pústula, crosta e cicatriz, sempre acompanhadas por toxemia (ver Box 13). Uma moléstia que podia ser confundida com a varíola era a varicela, hoje menos destrutiva, diferenciada da primeira pela presença dessas mesmas lesões cutâneas, mas que apareciam simultaneamente e não em sequência. Essa particularidade clínica pode não ter sido percebida em algumas ocasiões e os antigos relatos referem-se apenas a epidemia de bexigas, nome que podia aplicar-se às duas doenças.

> **Box 13 – Varíola**
>
> As manifestações clínicas típicas da varíola eram de toxemia e exantema. A toxemia iniciava-se bruscamente e manifestava-se por febre, dor de cabeça, dores pelo corpo e mal-estar geral. O exantema seguia curso evolutivo das lesões descritas no texto principal.
>
> O agente causal da varíola – *Poxvirus variolae* – podia conservar sua infectividade em crostas abandonadas por mais de um ano à temperatura ambiente. Idade, clima e gênero não evitavam nem favoreciam a contaminação, que ocorria por contato com gotículas de saliva ou secreções respiratórias de indivíduo infectado.

Não obstante existir essa denominação comum, o atual designativo popular brasileiro para varicela é catapora, palavra tupi que significa "fogo que salta". Esse sugestivo termo, possivelmente originado durante as grandes epidemias coloniais, traduz o sintoma apresentado pelos brasilíndios que morriam da doença aos milhares. Contudo, muitos relatos não deixam

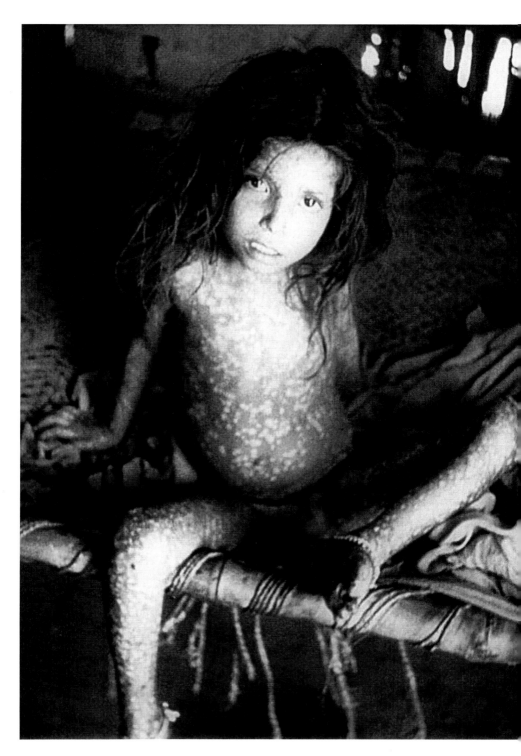

A varíola fez inúmeras vítimas entre a população colonial, principalmente os indígenas.

dúvidas sobre a real causadora de muitas das tragédias que assolavam os indígenas. A varíola podia manifestar-se sob uma forma fulminante, denominada "púrpura variolosa", cuja vítima era rapidamente levada à morte sem que houvesse tempo para a erupção de lesões variólicas propriamente ditas. A pele tornava-se friável, descolava-se facilmente ou formava bolhas. Essa terrível apresentação da varíola estava relacionada à falta de resposta imune do doente e foi a provável forma que ocorreu entre os indígenas em várias epidemias no Brasil, em especial no grande surto de 1563-1564.

Nele, os nativos morreram aos milhares – 30 mil em três meses. Esse número pode ser impreciso, consideradas as limitações da época, mas a alta mortalidade indígena é uma informação comum a todos os relatos. A epidemia, iniciada em Portugal em 1562, chegou primeiramente a Itaparica e em menos de um ano foi reintroduzida em Ilhéus. Daquele local espalhou-se de norte a sul do Brasil e causou extraordinária mortandade, não poupando sequer os mais fortes guerreiros. O testemunho emocionado do padre Leonardo do Valle, datado de 12 de maio de 1563, dá uma ideia das dimensões da tragédia:

> [...] seu pecado foi castigado por uma peste tão estranha que por ventura nunca nestas partes houve outra semelhante [...] alguns querem dizer que se pegou da nau em que veio o padre Francisco Viegas, porque começou nos Ilhéus, onde ela foi aportar... a mortandade era tal que havia casa que tinha 120 doentes e a uns faltavam já os paes, a outros os filhos e parentes e, o que pior é, as mães, irmãs e mulheres, que são as que fazem tudo [...] faltando elas não havia quem olhasse pelos doentes... havia muitas mulheres prenhes que tanto que lhes dava o mal as debilitava de maneira que botavam a criança [...] e destas prenhes quase nenhuma escapava por toda a terra, nem menos as crianças [...]. Finalmente chegou a coisa a tanto que já não havia quem fizesse as covas e alguns se enterravam [...] arredor das casas e tão mal-enterrados que os tiravam os porcos [...] e o que é mais para doer, que muitos morriam sem confissão e sem batismo, porque era impossível acudirem dois padres a tanta

multidão [...] se morriam 12, caíam 20 [...]. Bem me parece que em cada uma daquelas três aldeias morreria a terceira parte da gente porque só em Nossa Senhora da Assunção haverá dois meses que ouvi dizer que eram mortas 1.080 almas, e com tudo isso diziam os índios que não era nada em comparação da mortalidade que ia pelo sertão adentro [...].

Após o início da doença, os religiosos valeram-se de todos os recursos disponíveis. Rezas, sangrias, banhos quentes, faziam parte de seu limitado arsenal terapêutico. As vítimas sofriam de febre e dores lancinantes e os jesuítas cortavam-lhes "todas as carnes" que se desprendiam dos corpos, numa tentativa desesperada de se livrarem do mal. Mas o resultado era frustro – os nativos morriam em três ou quatro dias e o cheiro da morte espalhava-se pelos aldeamentos e missões. Os cadáveres, enterrados altas horas da noite em valas comuns, já não recebiam os cuidados de seus antepassados e o peso da terra envolvia seus corpos, dragava suas almas e enterrava a dignidade outrora conferida a seus ancestrais.

Esse foi apenas um dos muitos surtos de varíola que aconteceram durante o período colonial. As temerosas bexigas provavelmente chegaram ao Brasil a partir de 1555, trazidas ao Rio de Janeiro pelos calvinistas franceses, que haviam ali fundado um pequeno núcleo populacional. O sonho da França Antártica falhou, Portugal perdeu alguns de seus súditos mais ilustres na expulsão dos invasores, e os indígenas, incontáveis vidas. Em 1560 registrou-se um novo surto trazido por escravos africanos infectados, seguido por outro no Espírito Santo em 1565. Conta-se que ali a mortalidade foi tamanha que uma mesma moradia podia servir como enfermaria para os doentes e cemitério para os mortos.

Em sua marcha galopante, a varíola não poupava nem mesmo os rincões mais distantes. Da costa do Pacífico à do Atlântico, o número

Doenças, morte e desorganização s‹
seguiram à vinda do coloniza

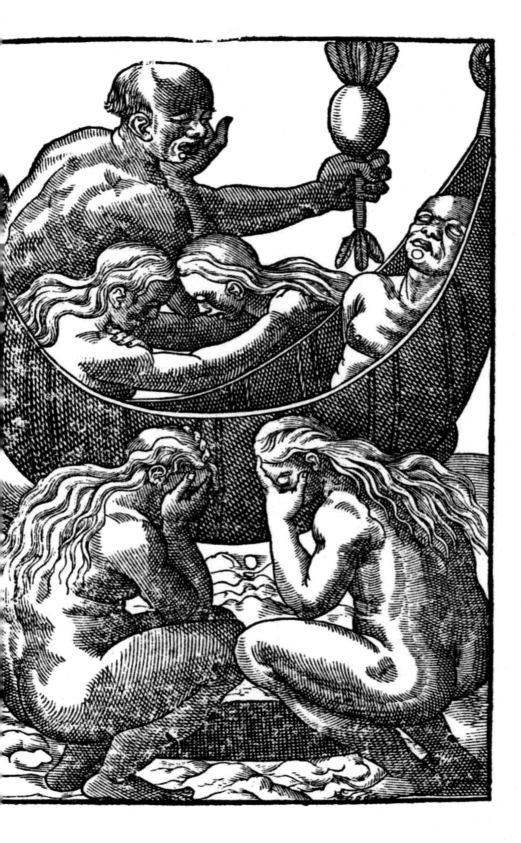

de vítimas aumentava exponencialmente e causava o desaparecimento de povos, culturas, civilizações inteiras. Toda a América do Sul foi contaminada até 1588; supõe-se uma mesma relação de morbimortalidade entre os nativos de ambos os lados dos Andes: 30 a 50% dos indígenas sucumbiam logo nos primeiros dias após o contágio. No Brasil, epidemias variólicas seguiram seu curso ao longo dos séculos e irromperam em diferentes pontos do país. No século XVII surtos ocorreram em 1616, 1621, 1631, 1642, 1662-1663, 1665-1666 e 1680-1684, todos iniciados nas capitanias do norte, então o principal polo econômico do país. Em 1695 descreveu-se a primeira epidemia no Rio Grande do Sul, mas em decorrência da grande extensão do mal, é muito provável que outras tenham acontecido antes dessa.

Às epidemias seguia-se o drama da fome – não havia quem pudesse cultivar a terra – e a desnutrição atingia em cheio uma população já depauperada, sem condições físicas e psicológicas para prosseguir com suas vidas. Gradativamente o desespero e desorganização passaram a imperar em toda a sociedade indígena; em um ambiente de morte e desolação, os sobreviventes vendiam-se famintos como escravos e abandonavam os filhos. As pestes invertiam até mesmo o resultado de muitas batalhas cuja vitória nativa parecia certa – os potiguares são um exemplo notório deste drama.

Como vingança por um massacre ocorrido na Paraíba em 1597, o governador-geral Francisco de Souza ordenou ao governador de Pernambuco, Manoel Mascarenhas Homem, que atacasse os potiguares, que até então viviam espalhados em cinquenta aldeias da Paraíba até o Maranhão. Destruindo povoações que encontravam em seu caminho, os portugueses foram detidos pela varíola, que matou muitos de seus combatentes. Forçados à retirada, os sobreviventes voltaram à Paraíba, deixando insepultas as vítimas da doença. Existem relatos de que os índios, ignorantes do real perigo, quebravam a cabeça dos cadáveres e comiam seus miolos – verdade ou mito, o fato é que não havia necessidade de se chegar a esse ponto para ser atingido pela varíola. Contaminados, arrasados pela doença, a mortalidade entre os nativos foi tamanha naquele ano que os colonizadores, ao entrarem na barra de Natal (Rio Grande do Norte), outrora um reduto indígena intransponível, não encontraram indícios da temida ferocidade de seus inimigos. Após resistirem militarmente por 25 anos, os potiguares renderam-se aos portugueses, aniquilados pela varíola. Os poucos sobreviventes, exaustos, famintos e desorientados, acabaram recrutados na luta contra outra tribo hostil: os aimorés. Estes seguiram destino semelhante e tombaram pelas bexigas e outras doenças infectocontagiosas.

Em decorrência das epidemias, do choque cultural e do conflito de interesses entre nativos e a administração jesuítica, a implementação de muitos aldeamentos e missões fracassou ao longo do século XVI. Serafim Leite cita como exemplo as primeiras aldeias no Recôncavo Baiano e seu destino:

- Aldeia do Rio Vermelho (1556): rapidamente abandonada pelos índios;
- Aldeia de São Sebastião (1556): todos fugiram em 1557;
- Aldeia do Simão: quase todos fugiram em 1557;
- Aldeia de São Paulo (hoje Brotas) (1558): formada pela união de quatro aldeias. Atacada em 1563 pela epidemia de varíola que matou quase toda a população;
- Aldeia de São João (1560): todos fugiram;
- Aldeia de Santiago (1559): destruída pela fome e fuga;
- Aldeia de Santo Antônio (1560): destruída pela fome;
- Aldeia de Bom Jesus de Tatuapara (1561): temendo os padres, os índios passaram a não mais cultivar as terras, morrendo de fome;
- Aldeia de São Pedro de Saboig (1561): não durou mais de um ano. Fuga em resultado da fome;
- Aldeias de Itaparica, de São Miguel de Taperaguá e de Nossa Senhora da Assunção de Tapepitanga (1561): atacadas por peste e fome em 1563-1564, resultando em fuga geral.

Com o passar dos anos, os jesuítas tinham cada vez mais dificuldades em "recrutar" os brasilíndios para a vida nos aldeamentos. Desanimados, os clérigos registravam o drama daquelas populações; impotentes, testemunhavam o despovoamento que se seguiu:

> [...] naqueles primeiros vinte anos depois que os nossos entraram no Brasil, havia junto ao mar tão grande multidão de gente que dizia Tomé de Souza, que foi governador daquelas partes, a El-rei dom João III, que ainda que os cortassem em açougue, nunca faltariam, e assim nos primeiros quarenta anos eram infinitos os que se convertiam e as igrejas eram muitas. Porém como os brancos portugueses iam povoando a terra e fazendo engenhos de açúcar e fazendas e para isto tinham necessidade de muitos trabalhadores, começaram de lançar mão dos naturais da terra, e o que pior é, a cativá-los e fazê-los escravos, ferrando-os e vendendo-os para diversas partes da mesma província. Pelo que os pobres brasis, como de sua natureza são tristes e coitados, entraram em tamanha melancolia, que os mais deles morreram e se consumiram, outros fugiram pela terra dentro e não pararam senão dali a cento e duzentas léguas, e deixaram a fralda do mar despovoada.

Os jesuítas não foram os únicos que, cônscios do decréscimo populacional indígena, constataram a existência de grandes faixas de terra vazias. Durante a invasão holandesa, os batavos relataram que entre 1645 e 1646 dificilmente conseguiriam mobilizar trezentos guerreiros nativos na capitania do Rio Grande (do Norte), ao passo que oitenta anos antes os números seriam da ordem de cem mil. O próprio Brasil holandês assistiu impotente a uma das epidemias de bexigas, que alcançou a Bahia em 1641 e logo depois o Rio de Janeiro. O surto teria começado entre escravos importados do Quilombo dos Corvos, lugar da África Central assim designado pelo grande número daquelas aves ali encontradas após uma epidemia de varíola.

Se a varíola ocorria em episódios trágicos e inexoráveis, e nos aldeamentos jesuíticos o fracasso se fazia presente pela enorme perda de vidas,

O ENCONTRO DE DOIS MUNDOS

alguns colonos acharam na doença um meio propício para livrarem-se de índios hostis. Cientes que roupas de variólicos podiam transmitir o mal, os colonizadores propositadamente deixavam-nas próximas às aldeias cuja população queriam destruir. Deram origem, assim, à primeira arma biológica na história das Américas e essas práticas nefastas, longe de serem exceções, perpetuaram-se nos séculos seguintes. Em 1799, num ofício, o ouvidor de Ilhéus, Balthazar da Silva Lisboa, informava das "doações" dessas vestimentas e suas fatais consequências aos índios. Da mesma forma, o naturalista Von Martius, que percorreu boa parte do Brasil do início do século XIX, testemunhou que em lugares onde os nativos atormentavam os portugueses por roubos, pilhagens e assassinatos, os colonos usavam o velho recurso das roupas contaminadas. Mesmo naquele século, o autor observou poucos índios com cicatrizes de varíola; os médicos brasileiros com quem conversou atribuíam a ausência dessas cicatrizes à alta mortalidade nativa e informavam-no de que, na melhor das hipóteses, salvava-se uma quarta parte dos doentes variólicos nativos.

A despeito de ser a população indígena a principal vítima da varíola, outros povos, de todos os continentes, sofriam com a doença. Em plena Europa do século XVIII, surtos mortais ocorriam – de cada 100 pessoas, 95 adoeciam e destas, uma em cada sete morria. Na tentativa desesperada de livrar-se da doença, tentava-se a variolização, técnica milenar oriental que expunha pessoas sadias a material retirado de lesões variolosas. A variolização baseava-se na constatação de que os sobreviventes a essa forma de contágio não estavam sujeitos a novas infecções. Essa técnica, entretanto, acarretava altos índices de mortalidade, já que o inoculado podia desenvolver diferentes manifestações da doença, mesmo se o material das pústulas variolosas tivesse sido obtido de indivíduos com a forma branda da varíola.

No Brasil a primeira variolização de que se têm notícia teria sido praticada por volta de 1740, pelo padre carmelita José da Magdalena. Ciente de que a população nativa era vítima potencial de epidemias, o superior das Missões do Rio Negro (Grão-Pará), que incluíam 26 povoações, iniciara a prática entre indígenas sob sua responsabilidade. O padre teria salvado, assim, um bom número de nativos, mas não são conhecidas outras tentativas de proteger os nativos por essa técnica.

Na realidade, a grande virada a favor da vida ocorreu no final do século XVIII, com a importante descoberta de Edward Jenner – a vacina. Desde então a doença recrudesceu até seu desaparecimento no século XX, mas antes ceifou milhares de vidas, causou o desaparecimento de povos inteiros e fez ruir economias (sobre a vacina, seu uso no Brasil e a erradicação da doença, ver Box 14).

> **Box 14 – Sobre vacinação**
>
> A mudança no tenebroso quadro proporcionado pela varíola por séculos mudou apenas a partir da descoberta da vacina por Edward Jenner. O perspicaz médico inglês constatou que ordenhadores em contato com lesões variolosas da pele e úbere de bovinos – *cowpox* – adquiriam a forma mais branda da doença. Jenner também observou que existiam dois tipos de varíola bovina e apenas uma delas, em um determinado estágio, tinha o poder de proteger as pessoas do mal. Passou a inocular, em indivíduos sadios, material obtido dessas lesões por escarificação (corte superficial) da pele. Essas pessoas adquiriam a forma mais branda da varíola e protegiam-se da virulenta. Das pústulas humanas era retirado novamente o produto que serviria para novas inoculações, surgindo assim uma cadeia de imunização. Jenner chamou esse produto de *vaccine* ("da vaca"), o qual foi inicialmente recebido com descrédito pela comunidade médica e leiga – a descrição de seu primeiro experimento chegou a ser recusada pela Sociedade Real da Inglaterra. Superados receios e dificuldades, a vacina acabou sendo difundida por toda a Europa, chegando ao Brasil no início do século XIX.
>
> A vacina, apesar de introduzida em 1804, começou a ser empregada com certa regularidade no Brasil somente em 1811. Um

impulso na vacinação ocorreu por volta de 1840 com a chegada de amostras do vírus, mas inicialmente era utilizada apenas para a proteção de famílias nobres. Tornou-se obrigatória em todos os municípios do país por um decreto imperial de 1846, mas dificuldades materiais inviabilizaram o projeto. A obrigatoriedade retornou em São Paulo em 1891, treze anos antes do mesmo ocorrer na então capital federal, o Rio de Janeiro.

A vacina jenneriana, entretanto, possuía uma série de inconvenientes. Ela tinha seu efeito diminuído com o tempo e a reinoculação em humanos poderia causar a transmissão de outras doenças, como a sífilis e a tuberculose. O surgimento da vacina animal, produzida inicialmente a partir de vitelos, eliminou a inoculação braço a braço e foi introduzida no Brasil em 1887. A iniciativa partiu do barão de Pedro Afonso, no Instituto Vacinogênico do Rio de Janeiro, embrião do Instituto Municipal Soroterápico, posteriormente transformado no Instituto Oswaldo Cruz.

A vacinação tal qual hoje conhecemos, conseguida após 1950 por aprimorada técnica de obtenção e inoculação, foi suspensa mundialmente em 1977, e no ano seguinte, a varíola, que não possuía hospedeiro intermediário ou reservatório natural fora o homem, foi considerada erradicada.

Havia enfim terminado uma longa luta que ceifara muitas vidas e mudara radicalmente a história da humanidade, em especial nas Américas.

Para a empresa colonial, tamanha mortandade era inadmissível. As lavouras de cana e a produção de açúcar nos engenhos espalhados pela costa paravam em consequência da falta de mão de obra. Na tentativa de sanar o problema, os grandes proprietários de terra no norte do país iniciaram uma crescente importação de escravos negros, mais caros, porém mais fortes e resistentes do que os brasilíndios.

Um censo mais tardio, realizado entre escravos trabalhadores nas minas em 1725, mostra que o índice de mortalidade de africanos e crioulos era de 38,5 por mil cativos, ao passo que entre os índios sob as mesmas condições, a proporção de óbitos era de 125 por mil. Talvez esses índices fossem até maiores nos séculos anteriores, considerando-se uma população virgem ao contato com micro-organismos estranhos.

As impressões subjetivas de uma maior mortalidade indígena são, portanto, reais, e levariam qualquer empreendedor a procurar uma mão de obra que lhe trouxesse mais lucros, por um período maior de tempo. E foi exatamente o que aconteceu.

Com as doenças infecciosas e a fragilidade indígena diante delas, estava armada a trágica teia para os povos nativos dos dois lados do Atlântico sul. Índios e africanos sofreram e sucumbiram diante do poder do comércio, da ganância e cobiça implacáveis.

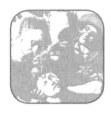

DOENÇAS E MEDICINAS DOS COLONIZADORES E SEUS DESCENDENTES

A VIDA NAS VILAS E CIDADES COLONIAIS DOS SÉCULOS XVI-XVII

> *[...] as vilas e cidades brasileiras são fundadas sobre o sangue dos vencidos, o suor dos reduzidos a escravidão, os discursos justificativos dos vencedores.*
> Hoonaert, século XX

A paradisíaca vida nos trópicos, imaginada e decantada pelos pioneiros europeus, precocemente sucumbiu para aqueles que se instalaram no Brasil. A dura realidade do dia a dia, que incluía agressões físicas de um meio ambiente assustador, com suas plantas desconhecidas, animais bizarros e milhões de insetos, mudou a ideia de muitos colonizadores que haviam sonhado com vida e riqueza fáceis.

Do mesmo modo, outros inconvenientes integravam uma enorme lista de desvantagens para a vida na América. A colônia, distante dos grandes centros comerciais, não oferecia facilidades para os pequenos prazeres e necessidades do cotidiano e a aquisição de bens de consumo, por mais simples que fossem, era dificultada por estar à mercê do irregular e infrequente transporte marítimo vindo da metrópole.

Diante da difícil adaptação ao clima e ao aparecimento de epidemias, os "bons ares do Brasil" foram colocados à prova e a salubridade de suas paragens, duramente questionada. No final do século XVI, as descrições sobre a vida na colônia eram de uma terra "quente como um vulcão e doentia", considerada imprópria para uma vida saudável e tranquila.

Apesar de tudo, as condições salubres na América ainda eram melhores que as africanas ou asiáticas – e os colonizadores vieram. As terras ao longo da costa foram a escolha óbvia para a ocupação, por oferecerem uma possibilidade, mesmo que tênue, de comunicação com o mundo exterior. Membros da pequena nobreza, clero, comerciantes, degredados, fugitivos da Inquisição sonharam conseguir fortunas no Brasil, mas dificilmente por suas próprias mãos. O solo, cruelmente subtraído dos nativos, por eles continuou a ser cultivado, mas na condição de pequenos agricultores livres ou escravos em imensas plantações de cana-de-açúcar. Consequente à diminuição populacional indígena pelas guerras e epidemias, de maneira gradual o serviço doméstico e das grandes lavouras passou a ser exercido pelos africanos, considerados mais fortes e resistentes às doenças, embora o trabalho brasilíndio não tenha sido totalmente descartado. A implementação da mão de obra africana foi movida pelas condições econômicas da região – no sul e sudeste do Brasil, por exemplo, foi muito mais tardia em relação ao nordeste.

Braços escravos levantaram as casas, igrejas, edifícios públicos e muros das povoações coloniais que surgiam. Diante de uma natureza desconhecida e hostil, os nomes de santos dos nascentes núcleos urbanos serviam para afastar seus demônios e cristianizar a paisagem. Muitas localidades respeitaram os nomes indígenas, como Bertioga – corrupção de *buriquio-*

ca (casa dos buriquis, espécie de macaco que habitava a região) – e *piassaguera* (*piassa*, porto e *aguera*, adjetivo que significa coisa velha) –, mas em todas elas existia pelo menos um santo padroeiro para alento e proteção.

Nenhuma vila apresentava um traço característico, um capricho – as moradias serviam apenas como abrigo contra as intempéries do tempo, em local defensável contra uma possível invasão inimiga. No início, elas não abrigavam mais de quarenta colonos e, curiosamente, o número de famílias era contabilizado por "fogos". Os dados demográficos da época são incertos, porém todos concordam sobre a existência de um imenso vazio populacional. Capistrano de Abreu calculou que a população total no Brasil em 1584 seria de 60 mil habitantes, composta por 30 mil índios "mansos", 20 mil africanos e o restante de portugueses. Contreira Rodrigues, citado por Roberto Simonsen, avaliou um total de 15 mil almas em 1550, 17 mil em 1575, 100 mil em 1600 (30 mil brancos e o restante de mestiços, negros e índios), 184 mil em 1660 (74 mil brancos e índios livres e 110 mil escravos) e de 184 mil a 300 mil em 1690. A esperança de vida dessas populações, tanto urbanas quanto rurais, era provavelmente baixa, condenadas pelas condições adversas do meio e de uma medicina ineficaz. Nieuhof, um funcionário da Companhia das Índias Ocidentais que viveu no Nordeste entre 1640 e 1649, ali testemunhou índices de sobrevida alarmantes entre filhos de estrangeiros: apenas uma entre três crianças nascidas vivas conseguia sobreviver.

A imensa maioria dessa população vivia em áreas rurais e, dessa forma, o número de habitantes nos núcleos urbanos era irrisório. A hoje colossal cidade de São Paulo era descrita no século XVII como uma vila de prédios acanhados e alcovas restritas, com "duas centenas de fogos [...] as habitações eram construídas à moda dos índios, e no meio das quais apenas avultavam as taipas do Colégio e as da Matriz e do Senado da Câmara, que ainda estava coberto de palha". Havia pouco asseio das ruas e quintais e nenhum sistema de esgotos ou águas encanadas.

Em termos de salubridade, São Paulo não era diferente de outros núcleos urbanos brasileiros e sequer de Lisboa, onde por muito tempo persistiu um peculiar modo de livrar-se das fezes e urina que se acumulavam nas casas – lançavam-nas pelas portas e janelas. Para evitar que transeuntes fossem atingidos por tão desagradável carga, foi elaborado um decreto que obrigava o cidadão a gritar "*água vai!*" ao atirar os excrementos às ruas. Este sistema medieval – ou falta de sistema – persistiu por séculos, mas o destino final dos esgotos sempre foi o mar e os rios, vítimas seculares e universais da sujeira humana.

Nas vilas e cidades brasileiras, os dejetos humanos eram carregados e jogados diretamente nas águas por cativos – os "tigres", escravos com pele listrada pela acidez dos detritos que lhes escorriam às costas através dos cestos de palha. Ecos do passado podem ser percebidos até hoje: em São Luiz do Maranhão, o povo perpetuou o nome de "beco da bosta" a um antigo trajeto usado pelos escravos para jogar as fezes e urina de seus senhores ao mar.

Uma maneira mais engenhosa para higienização urbana foi posta em prática em Paraty (Rio de Janeiro). Elevada à categoria de vila em 1667, o centro histórico remonta a 1820, mas as ruas, mais baixas em relação às casas, foram traçadas obedecendo às normas coloniais. Todas as vias foram construídas do nascente ao poente e do norte para o sul; são côncavas formando uma canaleta central que se direciona ao mar, o que permite a invasão das águas nas altas marés, especialmente as de lua cheia. Com o baixar da maré, todos os detritos eram levados para o mar – um sistema simples, porém habilidoso, de banhar as ruas e livrar-se da sujeira. Todavia, essa solução era exceção: em geral os núcleos urbanos aguardavam por chuvas para a sua limpeza e diante da imundice que se acumulava, as doenças infectocontagiosas tinham um lugar ideal para disseminação.

Por mais contraditório que pareça, os acanhados grupamentos urbanos coloniais contribuíam para a eclosão de epidemias. Cidades como Salvador, de construção planejada, tinham espaços limitados, murados, contrastados com as abundantes terras que as cercavam – o

DOENÇAS E MEDICINAS DOS COLONIZADORES E SEUS DESCENDENTES

que fazia com que a população, apesar de pequena, vivesse aglomerada. Os poucos cuidados para com as edificações – além das relacionadas à posição geográfica, citadas quando nos referimos a Paraty – limitavam-se às preocupações sobre a exposição aos ventos e à umidade, considerados fragilizantes para a saúde. As construções não eram erigidas em grandes altitudes, nem em baixadas por causa dos ventos desfavoráveis, muito menos em locais sujeitos a névoas, e caso estivessem à beira rio, o sol deveria raiar primeiro no povoado e depois nas águas, para que não trouxesse pestilências ou, como se dizia, "maus ares".

Apesar das recomendações serem seguidas com afinco, com relativa frequência, em vilas como São Paulo apareciam casos de "ictericias" (leptospirose? hepatite? malária?), uma praga que se espalhava nos meses chuvosos, de tal maneira que suas vítimas assumiam um assustador aspecto macilento e cadavérico. Muitos morriam, alguns tão rapidamente que sequer havia tempo de receber os últimos sacramentos. Relatos de *escrófulas* ou *alporcas* (tuberculose linfática que causava intumescência dos linfonodos principalmente no pescoço) e de "*mulas*" (injúrias, vermelhidão da pele das pernas – erisipelas?) são esporádicos; muito mais comuns são as descrições de distúrbios gastrointestinais – dentre elas a já citada "câmara de sangue" –, doenças oculares como uma "meia-cegueira" (conjuntivites? tracoma? – ver Box 15), que acometia principalmente soldados e pobres de origem europeia, além de afecções de pele.

Box 15 – Tracoma

Sobre a doença dos olhos, Piso reitera a raridade com que acometia os indígenas e seu caráter recidivante. Refere o aparecimento de "nuvenzinhas", transparentes ou não, que podiam ter duração de seis semanas ou meses. Esse quadro clínico prolongado leva a outras hipóteses diagnósticas, além de uma simples conjuntivite bacteriana.

O tracoma é uma infecção ocular causada pela *Chlamydia trachomatis* e até, nossos dias, é uma importante causa de cegueira nos países subdesenvolvidos. Ela foi trazida para as Américas pelos europeus que se contaminaram durante a Idade Média após contato com os mundos islâmico e grego. Acredita-se que a doença tenha sido introduzida no Brasil a partir do século XVIII por ciganos deportados de Portugal que se estabeleceram nas províncias do Ceará e Maranhão. Contudo, não há provas conclusivas que ela não tenha chegado ao Brasil antes deste período.

Após a reação inflamatória da conjuntiva, parte dos indivíduos infectados desenvolve cicatrizes que deformam as pálpebras – forma-se um entrópio (os cílios dobram-se para dentro), que causa abrasões na córnea e consequente cegueira. Frequentemente, o tracoma ocorre em crianças nos dois primeiros anos de vida, mas também pode ocorrer em adultos. São importantes fatores de risco: o convívio em mesmo ambiente com um indivíduo infectado e a exposição de moscas que procuram a região exposta dos olhos.

No Brasil colonial, a doença era tratada com tabaco, carvão de casca de guariroba ou alvaide de leite humano.

As lesões cutâneas, apesar de citadas com relativa frequência, são de difícil diagnóstico, pois suas descrições pecam pela falta de pormenores – ao guardarem certa semelhança, elas podem ser confundidas, entre outras, com sífilis, pian, escorbuto, vitiligo, psoríase ou hanseníase (lepra). Sobre a hanseníase, é preciso mencionar que até meados do século XVII observa-se uma virtual falta de referências nas crônicas e documentos contemporâneos. A exceção está nas parcas notícias sobre a primeira área de isolamento de doentes conhecida no Brasil – o Campo de Lázaros, em Salvador (1640), e sobre um projeto de um hospital próprio no Rio de Janeiro. Em contrapartida, alusões à doença tornam-se cada vez mais frequentes no século seguinte (sobre a lepra no período colonial, ver Box 16).

Box 16 – Hanseníase

A hanseníase é uma doença de grande cronicidade, mas baixa transmissibilidade, causada pela *Mycobacterium leprae*. Os bacilos infectam principalmente a pele e os nervos periféricos, causando lesões cutâneas, em geral anestésicas. Existem pelo menos três formas clínicas distintas e, devido à extrema variedade de lesões, equívocos em seu diagnóstico são frequentes.

Milenarmente conhecida, acredita-se que a lepra teve sua natureza contagiosa revelada no ocidente desde 644 d.C., quando o rei lombardo Rotharis teria ordenado o isolamento de doentes e, consequentemente, fez surgir o primeiro leprosário.

Nas Américas, o conquistador Hernando Cortez impressionara-se com os incontáveis "casos de lepra" no Novo Mundo e ordenara a construção do Hospital San Lázaro – o primeiro nas Américas – próximo de onde hoje se localiza a cidade do México. Contudo, as lesões cutâneas observadas eram possivelmente causadas por uma treponematose característica daquela região, a pinta (ver capítulo "Vida e morte brasilíndias").

Não obstante a imprecisão das narrativas e a enorme possibilidade de erro diagnóstico, a doença raramente aparece nos relatos brasileiros durante os primeiros duzentos anos de colonização. Em um dos únicos existentes, adverte-se que em fins do século XVI era grande o número de leprosos no Rio de Janeiro. No século seguinte, a Câmara carioca chegou a elaborar um plano para a construção do hospital de lázaros, mas que não saiu do papel.

Efetivamente, é a partir do século XVIII que a hanseníase aparece em número bem maior de publicações. Surgem também nessa época vários estabelecimentos específicos para o isolamento e cuidado desses doentes no Brasil.

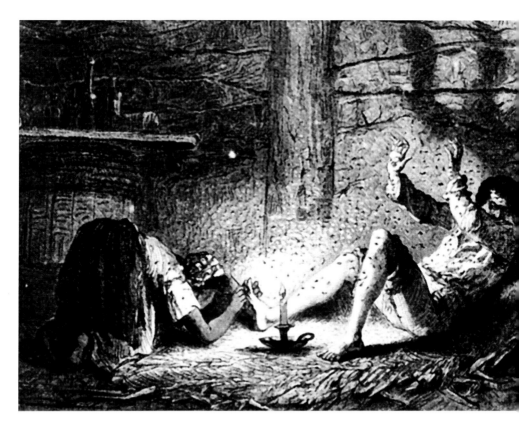

Vários leigos praticavam a medicina baseada no conhecimento híbrido entre a medicina popular europeia e a indígena.

Outras alusões sobre "doenças" coloniais corriqueiras – muitas delas seriam hoje consideradas simples sinais ou sintomas – incluem o "corrimento" (artragia), a "frialdade" (também chamada "opilação", "cansaço", "inchação" – anemia grave de diferentes etiologias –, uma delas pode ter sido a ancilostomíase), a "gota-coral" (epilepsia) e paralisias de origem desconhecida.

Assim, longe do paraíso terrestre, as vilas e cidades incipientes abrigavam uma população carente de saúde e em seus cuidados. Ao final do século XVI, no Rio de Janeiro – de características em tudo semelhantes aos outros espaços urbanos brasileiros – habitavam aproximadamente mil almas e nenhum médico formado.

A população, crédula, carente e enferma, procurava soluções que pudessem confortá-la.

DOENÇAS E MEDICINAS DOS COLONIZADORES E SEUS DESCENDENTES

BOTICÁRIOS, BARBEIROS, CIRURGIÕES E ESCULÁPIOS

> *[...] é melhor tratar-se a gente com um tapuia*
> *do sertão, que observa com mais desembaraçado*
> *instinto, do que com um médico de Lisboa.*
> Frei Caetano Brandão, bispo do
> Grão-Pará e Maranhão, século XVIII

Durante muito tempo, as práticas médicas estiveram entregues aos religiosos que cumpriam seus papéis como médicos, sangradores, enfermeiros e boticários, em uma época em que esses estiveram ausentes no Brasil. Os membros da Companhia de Jesus, em particular, desenvolveram uma grande habilidade em observar e experimentar diversas fórmulas terapêuticas, tanto nativas quanto as provenientes de outros colégios, como Goa, Évora e Macau. Tisanas (adição de ervas medicinais à água fervente) e mezinhas (receitas caseiras populares) eram trocadas entre os jesuítas, que, no Brasil, desenvolveram pelo menos 62 fórmulas diferentes, 38 delas concebidas na Bahia. Todas essas formulações tinham caráter empírico e possuíam um toque regional. Assim, na *triaga brasílica*, mencionada no capítulo "O encontro de dois mundos" e cuja fama correu mundo, havia componentes tão diversos como cascas de angélica (adquiridas no sertão pernambucano), mel de abelhas (de Porto Seguro) e as célebres anhumas (de São Paulo, ver adiante).

Experimentadas por décadas, as prescrições jesuíticas guardavam segredos, mistérios divulgados apenas a partir de 1766, data da publicação de uma compilação de testes terapêuticos, a *Coleção de várias receitas*. Suas boticas estavam geralmente locadas junto ao colégio e forneciam medicamentos tanto para índios quanto para os colonos e seus descendentes; a de São Paulo ocupava uma sala aberta ao público, presidida pela imagem de Nossa Senhora da Saúde; anexa a esta estava outra, onde se preparavam as formulações. Houve estabelecimentos itinerantes: a do Maranhão possuía uma farmácia flutuante que, munida de um irmão enfermeiro, abastecia a costa. Acredita-se que situação semelhante tenha ocorrido em Ubatuba, Bertioga e Cananeia (litoral de São Paulo).

As boticas flutuantes não serviam apenas para distribuir medicamentos na costa, mas para trocar experiências entre os colégios e supri-los em caso de necessidade. Durante a expulsão dos franceses do Rio de Janeiro, praticantes leigos de medicina (barbeiros) da capitania de São Vicente e mezinhas do colégio de São Paulo de Piratininga, venceram o caminho marítimo e cumpriram, não apenas seu papel social e humanitário de socorro às vítimas, mas reiteravam a sua subserviência à Coroa portuguesa.

Gradativamente, os serviços ligados à saúde foram abandonados pelos religiosos, embora em algumas regiões por centenas de anos eles permanecessem ativos como as únicas autoridades (permitidas) no exercício de práticas médicas.

Em virtude da inexistência de escolas e universidades, médicos, cirurgiões, barbeiros e boticários com formação acadêmica forçosamente vinham de Portugal. A enorme distância entre o poder central e a colônia não impediu que estes profissionais deixassem de estar sob a guarda restrita do estado: todos respondiam a um fiscal designado pela coroa – o físico-mor e/ou cirurgião-mor. Estes, além de exercerem a profissão, tinham um encargo burocrático que incluía a nomeação de delegados para a fiscalização e a distribuição de cartas de consentimento para exercício profissional, outorgadas mediante documentos expedidos pelas câmaras locais que comprovassem a experiência e saber do requerente.

Este último encargo teve certamente uma importância fundamental: diante da manifesta falta de profissionais da saúde habilitados na colônia, o estudo dessas artes era feita exclusivamente através da prática. O físico-mor (ou cirurgião-mor) e seus assessores eram também responsáveis pela fiscalização dos estabelecimentos comerciais que vendiam drogas em todo o Brasil – examinavam a manipulação de receitas, a veracidade e um virtual estado de decomposição das substâncias nelas empregadas.

Apenas em 1640 a metrópole autorizou a abertura de boticas não pertencentes a ordens religiosas; apesar da permissão, elas ficavam atreladas

As formulações jesuíticas, muitas d
desenvolvidas em seus colégios no Br
correram o mu

Noticia

do Antidoto, ou nova

Triaga Brasilica,

Que se faz no Coll.º da

Comp.ª de IESVS da B.ª

Com as virtudes, e propried.ᵉˢ della experimentadas há muitos annos em varias enfermidades.

A Triaga Brasilica é hum Antidoto, ou Panacea composta á imitação da Triaga de Roma, e de Veneza, de varias plantas raizes, ervas, e drogas do Brasil, q̃ a natureza dotou de tão excellentes virtudes, q̃ cada hũa por si póde servir em lugar da Triaga de Europa, pois com al gumas das raizes, de q̃ se compoem este Antidoto, se curão nos Brazis de qualquer peçonha, e mordedu ra de animais venenosos, como tambem de outras muitas enfermid.ᵉˢ

Orig. N.º 17

TRIAGA BRASÍLICA

entre todos os medicamentos dos Jesuítas do Brasil este alcançou maior ... da. Feito pelo Ir. André da Costa, do Colégio da Baía, natural de Ly... x França. "Pharmacopola et chimicus insignis", como se lê no Catálogo de ... os.5(2), 60). A "Triaga Brasílica" tem hoje apenas interesse histórico. N... da hoje é útil a relação das numerosas raízes e ervas medicinais, que entrav... ... sua composição, e se descrevem, com os lugares donde procediam, mui... delas das Quintas dos Padres em diversas partes do Brasil.

(Da "Collecção de Varias Receitas". — Ver frontispício no Tômo IX).

a uma série de regras rígidas. Todas eram obrigadas a ter sobre o balcão pelo menos dois velhos livros de consulta – a farmacopeia oficial portuguesa e um manual para diagnóstico e tratamento. Nas boticas vendiam-se drogas medicinais das mais diversas, faziam-se mezinhas, mas tal qual acontecera com os estabelecimentos religiosos, elas tinham um problema especial com as substâncias vindas de além-mar, que sofriam degradação pelas mudanças de temperatura e umidade durante a travessia atlântica.

Esse não era o único obstáculo: se por ventura as drogas chegassem intactas, os preços tornavam-se exorbitantes, o que limitava sua aquisição aos membros mais abastados da sociedade. O resultado desses entraves era o uso muito mais assíduo pela população de medicamentos nativos.

Com frequência os boticários eram os únicos a ter algum conhecimento médico e eram obrigados a servirem como barbeiros, cirurgiões ou médicos. Também eram professores: acompanhando seu trabalho estavam os "aprendizes do boticário", "moços do boticário" ou ainda "práticos da botica", jovens geralmente de origem humilde, que recebiam sua instrução durante a jornada de trabalho.

Tais como os aprendizes de boticários, os barbeiros eram iletrados, de condição humilde, que aprendiam seu ofício através da prática. Eles se limitavam a lancetar e sangrar, munidos apenas de seu parco saber anatômico, experiência e misticismo. Para que uma sangria fosse bem-sucedida, por exemplo, ela precisava ser feita sob condições então consideradas ideais: em março escolhia-se a veia cefálica do braço direito e eram tirados apenas três dedos de sangue; em abril, maio e outubro, lancetava-se a "veia arcal" (arco dorsal) desse mesmo braço; mas em setembro, a veia escolhida era no braço esquerdo "acima da veia arcal" (veia basílica ou um de seus ramos).

Como em Portugal, as funções do barbeiro e do cirurgião-barbeiro se confundiam. Em geral, o cirurgião-barbeiro, que no reino havia frequentado escola, estava apto a procedimentos mais complexos, lancetar feridas e abscessos, extrair tumores, reduzir fraturas e amputar membros.

Assim como na Europa, cirurgiões-barbe
e barbeiros eram encontrados em m
frequência que médicos no Br

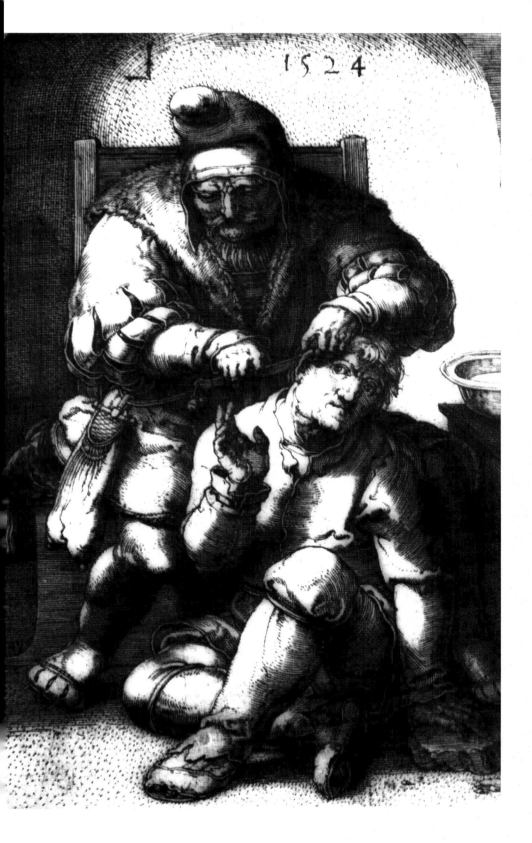

No Brasil, os cirurgiões-barbeiros, muito mais comuns que os médicos, não eram exceção à regra: vinham de Portugal ou formavam-se na colônia através da prática. Eventualmente, podiam subir mais um degrau na hierarquia profissional – e social – ao serem promovidos a cirurgiões-aprovados. Nessa ocasião, eles eram submetidos a uma prova ministrada pelo físico-mor do reino, onde eram testadas suas habilidades; se aprovados recebiam certificado e licença especial.

Durante o período colonial, os moradores de vilas e cidades brasileiras continuamente solicitaram ao poder central que se enviassem médicos. Contudo, escassos em Portugal e diante da ausência de uma clientela numerosa e de amplos recursos, poucos se aventuraram no Brasil. Uma solução encontrada foi o contrato e pagamento de físicos e cirurgiões pelo governo de Lisboa, que na colônia permaneceram locados em centros urbanos de maior importância. Entre os pioneiros estavam: Jorge Fernandes (licenciado em medicina, acompanhou a frota de Tomé de Souza – Salvador, 1553), Afonso Mendes (cirurgião-mor de Lisboa que assumiu seu cargo na Bahia, 1557), Julião de Freitas (cirurgião, Pernambuco, 1592), Francisco Rego (cirurgião, Bahia, 1595), Antonio Rodrigues (cirurgião, São Paulo, 1597), entre outros.

Os salários não eram nada tentadores: durante o governo de Tomé de Souza, Jorge Valadares tinha ordenado anual pago pela Coroa de sessenta mil réis, bem diferente dos vencimentos de um bispo: duzentos mil réis anuais. Para se manter, tanto físicos quanto cirurgiões exerciam mais de uma profissão e, em consequência da grande falta de moeda corrente na época, suas atividades podiam ser pagas com panos, açúcar, galinhas, milho ou algodão. Com o passar dos anos, esses profissionais, principalmente os cirurgiões, eram contratados pelo Partido da Câmara, Santas Casas de Misericórdia, tropas e hospitais militares.

Os médicos que vieram ao Brasil nos primeiros séculos da colonização não se destacaram em seus feitos. Com raríssimas exceções, encontra-se uma ou outra obra escrita de valor e as condutas desses profissionais eram duramente criticadas tanto por leigos – vide aconselhamento de frei Caetano transcrito no início deste tópico – quanto por seus colegas. O famoso mé-

DOENÇAS E MEDICINAS DOS COLONIZADORES E SEUS DESCENDENTES

dico Curvo Semedo, que visitou a colônia por volta de 1691, testemunhou que aqui os físicos eram afeitos ao exagero e sangravam os doentes de vinte a trinta vezes, até que morressem. Em suas mãos ninguém era poupado, nem mesmo os membros mais eminentes da sociedade, como o governador do Brasil entre 1671 e 1675, Afonso Furtado. Enfermo supostamente por uma erisipela, com febres ele agonizou 27 longos dias; após ser submetido a 14 sangrias, o governador não resistiu e morreu em estado de fraqueza extrema.

Sem técnica, tirocínio ou apreço, os físicos que exerceram sua profissão no Brasil tiveram, de fato, pouca importância prática. Limitados pelo conhecimento de sua época, em número irrisório e restrito a centros populacionais maiores, não tiveram nem de longe a importância dos leigos em suas práticas médicas.

Em 1799, muito próximo à chegada de D. João e sua corte ao Brasil, o número de médicos formados em todo o país não ultrapassava a minúscula cifra de 12 profissionais.

REZAS, VOMITÓRIOS E AMULETOS: A MEDICINA COLONIAL

O que corto?
Cocho, cochão; sapo, sapão; lagarto, lagartão;
Todo bico de emanação para que não cresça,
Não apareça, não ajunta o rabo com a cabeça.
Santa Iria tinha três filhas:
Uma lavava, outra cosia e outra pela fonte ia.
Perguntou a Santa Maria:
Cobreiro bravo, com que curaria?
Com um Padre Nosso e três Ave-Maria,
Oferecidas às almas benditas,
que me auxilie nesse momento.
Reza contemporânea de benzedores
(área rural de Minas Gerais)

Os homens dos séculos XVI e XVII tinham uma óptica muito particular sobre a relação saúde/doença que, embora divergisse nos perfis culturais, possuía características comuns a povos de diferentes origens, superstições e credos. Todos consideravam a doença sob aspecto materializado e quaisquer que fossem as atribuições de suas causas – ventos, mau-olhado, ingestão de venenos, possessão, desequilíbrio de humores, roubo da alma ou praga divina –, uma vez instalada no organismo, era preciso fazer com que ela o abandonasse. Além de perdas sanguíneas (para os europeus, as sangrias; e para os indígenas, as escarificações), acreditava-se que as únicas possibilidades concretas para o restabelecimento da saúde se dessem através da provocação de vômitos, diarreia ou sudorese. Assim, substâncias que suscitassem tais manifestações eram consideradas um absoluto sucesso terapêutico.

Na esteira desse pensamento, os homens consideravam-se possuidores de todas as qualidades essenciais da natureza: não apenas eram dela dependentes, como seus senhores. Assim, a administração de elementos vindos da natureza e do próprio homem – como os excrementos – significava devolver ao doente os componentes da própria vida e, consequentemente, sua saúde. Essa ideia é a provável origem de uma medicina empírica bizarra, que se perde no tempo. A prática da assim chamada *Dreckapotheke* (farmácia de excrementos) recua a muitos séculos na história; é mencionada no papiro de Ebers e, entre outros, nos escritos de Plínio, Galeno e Paracelso. Na prática médica erudita ocidental, foi aceita por toda a Idade Média e Renascença; nas Américas, os brasilíndios usavam-na de maneira peculiar – consideravam a urina restauradora, o que convergia com as ideias do colonizador; contudo, eles jamais usariam fezes em suas composições medicinais, por qualificarem-nas como impuras e repulsivas.

Além de fezes e urina, outras substâncias escatológicas eram usadas como terapêutica – e vale frisar que elas estiveram presentes em formu-

A fé em santos da Igreja Católica venc
medo que a população colonial sentia
causa da falta de assistência hum

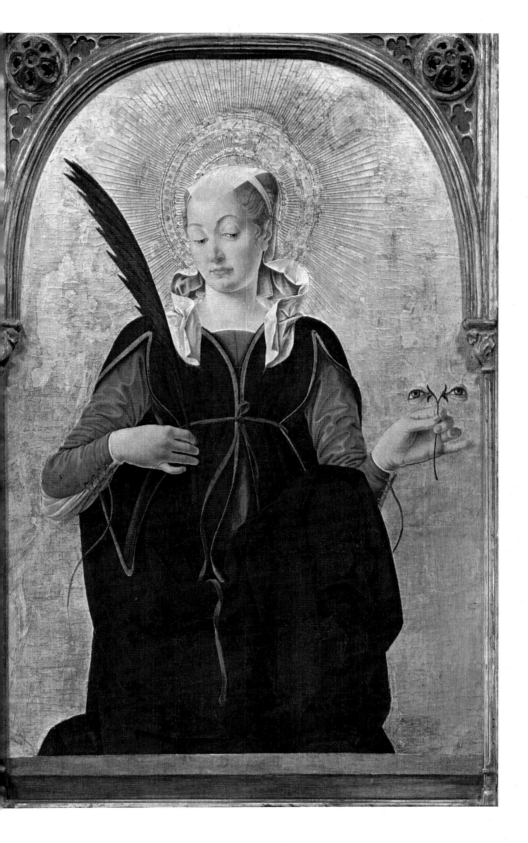

lações tanto da medicina popular, quanto erudita. De forte conotação simbólica, ambas procuraram elementos distintos – da natureza ou produzidos pelo homem – para alcançar a tão almejada cura. Dessa forma, pólvora, pombas e substâncias extraídas dos cavalos, podiam compor parte de um arsenal terapêutico pela transmissão, respectivamente, de uma imagem de grande potência, de espiritualidade e da força de um animal vigoroso. Todas essas linguagens metafóricas eram reiteradas pela procura da saúde através de sacrifícios, considerados merecidos para povos de tradição judaico-cristã: rotulado como pecador, o doente fazia jus a um processo punitivo de cura – quanto mais amargo, doloroso e desagradável o remédio, melhor o seu efeito.

Medicina, religião e magia eram então indissociáveis, e a fé, perseverante e inabalável, vencia o medo da falta de assistência humana. No Brasil colonial formou-se uma pequena multidão de curandeiros, benzedeiras, rezadores, que tentavam suprir a absoluta carência de profissionais habilitados e ligados aos processos de cura. O país, católico por imposição da metrópole, era resguardado por santos que socorriam a população. Considerados intermediários entre os homens e Deus, eles livravam-na do peso de suas consciências, libertavam-na de males corporais, cada qual com sua atribuição específica. Para citar apenas alguns, São Sebastião era o curador de feridas, São Roque curava e evitava as pestes, São Lourenço combatia a dor de dentes, São Braz salvava do engasgo e Santa Luzia curava os males dos olhos.

No reforço às ações santas e divinas, recorria-se não apenas a rezas e ladainhas, mas a talismãs que, carregados junto ao corpo, materializavam a fé. De grande apreço era o amuleto extraído do apêndice craniano da anhuma (*Anhuma cornuta*), pássaro com atribuições mágicas, cujos poderes teriam sido reconhecidos e transmitidos pelos índios guaianases. Acredita-se que o uso do poderoso amuleto fosse aceito sem restrições pelos portugueses, pela identificação desse mito com outro antigo e conhecido vindo de além-mar – do unicórnio. Da mesma anhuma extraía-se o pó dos esporões, considerado um medicamento potente e particularmente eficaz contra toda a espécie de venenos.

Assim, nas práticas médicas leigas brasileiras combinavam-se elementos da medicina popular europeia, indígena e africana em doses díspares, dependentes da influência exercida por esses povos em determinada região e época. Essa medicina híbrida foi exercida nos rincões mais distantes e, não obstante existirem essas características regionais, houve relativa uniformidade nas condutas. Elas foram difundidas por impetuosos caçadores de ouro, pedras preciosas e índios, homens que, por força das circunstâncias, praticavam a medicina nos sertões de norte a sul: os bandeirantes.

OS REMÉDIOS DE PAULISTAS

> Alviano: Pois que meio há para o homem poder vir em conhecimento se está doente desse bicho ou não?
> Brandonio: Muito fácil é o que se costuma fazer nesta terra: tomam um pequeno de tabaco, por outro nome herva santa, em falta de outra herva a que chamam payémanioba, e pisada com sumo de limão, metem uma pequena quantidade dela no sesso do enfêrmo, e, se está doente do bicho, lhe causa grande ardor, e pelo contrário não tem nenhum ou quase nada; e esta herva pisada com o sumo de limão cura também grandemente a mesma enfermidade.
> Ambrósio Fernandes Brandão,
> Diálogo das grandezas do Brasil, século XVII

Longe da imagem pitoresca que nos lega a tradição, os bandeirantes eram homens extremamente rudes, violentos, qualidades talvez imprescindíveis para aqueles que se propunham a embrenhar-se nas florestas, enfrentando o desconhecido. Não iam sozinhos. Acompanhavam-nos em sua jornada, servindo como remadores, cozinheiros, guias ou ainda para garantir a segurança do grupo, índios de tribos amigas ou escravizadas. A convivência mais próxima nessas longas viagens certamente influenciou hábitos e costumes, num intercâmbio cultural bidirecional. Seu reflexo é percebido nas condutas terapêuticas então utilizadas, difundidas e incorporadas por brasileiros nas paragens mais distantes, à medida que os paulistas avançavam sertão adentro.

Sujeitos a febres, disenterias e inúmeras outras afecções secundárias ao enfrentamento das matas, na bagagem dos bandeirantes estavam incluídos instrumentos e apetrechos usados no tratamento das enfermidades a que estavam expostos. Sangrias e cauterizações de feridas eram realizadas em pleno sertão. Nos "remédios de paulistas" figuravam práticas como o uso da aguardente com sal para mordeduras de cobra, e o caldo de fumo, juntamente com a unção da pele com bolas de cera, utilizados contra as picadas de mosquitos, pernilongos e borrachudos, abundantes em algumas regiões. Ervas nativas como cayapiá ou trigueirilho terrestre (*Dorstenia brasiliensis* e outras espécies), além da salsaparrilha (*Smilax sp.*) eram consideradas poderosas no combate à febre. Como preventivos de diversas afecções, ingeria-se a malagueta (*Capsicum frutescens* e outras da família das solanáceas) e o gengibre (*Zingiber officinale R.*), ambas trazidas de outros continentes pelos colonizadores. Entretanto, era à vegetação usada pelos indígenas por milênios, que a população colonial podia recorrer com maior frequência e intensidade. A real importância do uso dos "remédios de paulistas" foi estabelecida pelo naturalista Von Martius. Ele atribuiu aos bandeirantes o mérito tanto da utilização e da difusão da flora curativa brasileira quanto do descobrimento das minas de ouro.

A linguagem simbólica da medicina permaneceu intacta nos "remédios de paulistas". A pólvora, por exemplo, era utilizada no combate a várias afecções, principalmente o "maculo", uma retite gangrenosa não mais encontrada em nossos dias. Importada da África, a doença iniciava-se com prurido ao redor do ânus, seguido por disenteria sanguinolenta e fétida, além de prolapso do reto. Nos casos graves, evoluía com gangrena que matava a vítima de modo cruel e doloroso (sobre a doença, ver Box 17).

> **Box 17 – Maculo**
>
> O maculo era uma doença muito citada entre os antigos cronistas, também conhecida como "mal, achaque ou corrupção do bicho", "corrupção" ou "relaxação do sesso".

> Originária da África, seu nome foi sugerido em 1894 por Silva Lima, integrante da Escola Tropicalista Bahiana, após interpretação própria e contração do nome vulgar da doença em países latino-americanos de língua espanhola: *mal del culo*.
>
> O maculo, causado por uma infecção bacteriana, era acompanhado por mal-estar geral, febre e dor de cabeça; complicava-se com infestação de larvas de mosca (miíase) do ânus e do reto, possivelmente por hábitos precários de higiene que expunham o doente às moscas varejeiras.
>
> A doença, conhecida na África como *chuifa*, praticamente desapareceu no Brasil após a extinção do tráfico de escravos negros.

Várias fórmulas terapêuticas contra a moléstia faziam parte do arsenal da época, uma delas descrita no início deste tópico em uma conversa coloquial entre as personagens do livro *Diálogo das grandezas do Brasil*; mas o maior prestígio entre os remédios cabia ao terrível saca-trapo, cujos ingredientes incluíam a pólvora, aguardente de cana, pimenta da terra, fumo e, eventualmente, suco de limão, misturados e administrados pelo reto.

Quando as circunstâncias adversas e a ineficácia dos medicamentos ficavam patentes, a morte em pleno sertão era o destino inevitável para muitos. Entretanto, apesar de todos os percalços, das distâncias enormes percorridas, escolher o local de sepultamento estava entre uma das possíveis opções dos bandeirantes.

Em 1680, Fernão Dias, nas proximidades do rio das Velhas, foi vítima – assim como a maioria dos índios guaianases que o acompanhavam – das "carneiradas" (malária). Como o famoso caçador de esmeraldas manifestara o desejo de ser enterrado no mosteiro de São Bento (São Paulo), seu filho mandou embalsamá-lo no próprio local da morte. Desconhece-se qual o método empregado, mas exumado anos depois, nos restos mortais foram encontrados resquícios de seus cabelos.

Contudo, qualquer que fosse sua natureza, essa não era a técnica mais comum de salvaguardar um cadáver. O mais conhecido processo nativo de preservação dos corpos, ou melhor, de ossos, foi usado em pelo menos um caso notório – o de Luiz Castanho de Almeida. Mortalmente ferido a flechadas por seus escravos indígenas em 1672, as tentativas para salvar o bandeirante através de curativos de mechas de fumo e mel fracassaram. O corpo foi enterrado a dois palmos de terra e sobre a cova fez-se uma grande fogueira que ardeu vinte dias. Apagado o fogo, os ossos foram desenterrados, lavados, envolvidos em um pano limpo, colocados em um caixote e finalmente transportados para Santana do Parnaíba (São Paulo), onde foram sepultados.

É possível que nessas expedições ao sertão houvesse a presença de religiosos que pudessem oferecer algum conforto, uma palavra amiga, de fé e de salvação diante dos infortúnios. Contudo, é pouco provável que os bandeirantes dispusessem de barbeiros, boticários, cirurgiões, e muito menos de médicos, entre os membros de sua expedição. Em uma situação análoga à vivida nas vilas e cidades, entradas e bandeiras, contavam com sua própria sorte, com o conhecimento da medicina indígena e popular europeia de membros de sua equipe. Todos sob a proteção divina, dos santos e do corno das anhumas.

EPIDEMIAS URBANAS E RURAIS: DRAMAS NA VIDA E ECONOMIA COLONIAL

> *Não fora a fraquíssima densidade da população e teriam as epidemias, em nossas cidades coloniais, assumido a extensão e violência das grandes pestes europeias.*
> Afonso E. Taunay, século XX

As epidemias durante o período colonial espalharam-se igualmente nos sertões e centros urbanos, influenciaram vidas e a economia, alteraram a história. Não obstante terem sido os índios suas principais vítimas, grandes pestes assolaram também a população colonial de origem europeia e africana. Contudo, apesar das dramáticas narrativas, nem todas têm diagnóstico preciso.

DOENÇAS E MEDICINAS DOS COLONIZADORES E SEUS DESCENDENTES

A existência de algumas doenças infectocontagiosas consideradas certas no passado, são hoje colocadas em dúvida. Um exemplo notório é uma comunicação de 1642, que afirmava ter havido uma infestação de tifo exantemático no Rio de Janeiro – doença virtualmente inexistente no Brasil. Relatos de Guilherme Piso e Ambrósio Fernandes Brandão referiram o surgimento de surtos de mordexim (cólera) nas capitanias do norte. A presença da moléstia – descrita anos antes em Goa pelo médico português Garcia da Orta – foi colocada sob suspeita pelo próprio Brandão, que descreveu um comportamento clínico diferente ao observado nas Índias:

> Também sucede neste Brasil, assim aos nossos Portuguêses, como aos naturais da terra, dar-lhes um acidente de camaras e a revesar que lhes dura por espaço de 24 horas pouco mais ou menos, e pôsto que na Índia semelhante doença, a que chamamos mordexin, é mortal, aqui o não é, porque, passado o termo do acidente sem mais medicamento fica o enfermo são.

Fica claro pelo tempo de duração dos sintomas e pelo prognóstico benigno que a doença retratada não se ajusta à cólera, mas à outra igualmente causadora de disenteria. Por outro lado, o mesmo autor confirmou a presença inequívoca de outras doenças infecciosas, como surtos de sezões (malária) e de sarampo (denominada pelos índios de *mixûa-rána* = falsa varíola).

O sarampo teria sido introduzido nas Américas em 1531 pelos europeus. No Brasil, vários surtos confundem-se com relatos sobre a varíola – veja anteriormente a palavra indígena para a doença –, e há menções de antigos cronistas sobre a existência de uma "bexiga sarampada", cujas lesões certamente confundiram o diagnóstico. Acredita-se que em 1615 as províncias do Grão-Pará e Maranhão tenham sido atacadas pelo sarampo – em terra e nas embarcações usadas pelos jesuítas a morte ocorria possivelmente por pneumonia, uma complicação comum (sobre a moléstia, ver Box 18). Um relato da época informa que essa "doença de catarros com pleurizes" vitimava principalmente os índios domesticados, que morriam em um dia e meio. Durante um novo surto, em 1668 registrou-se na Câmara de São Paulo a permissão de enterrarem-se suas vítimas nas capelas onde moravam, mesmo se houvessem falecido em outras partes do termo. No Ceará, o primeiro registro de sarampo dataria de 1691, documentada pelo mestre de campo Manuel Álvares Moraes Navarro (datas de nascimento e morte desconhecidas), um paulista que participara de um terço da primeira linha dos Palmares.

> **Box 18 – Sarampo**
>
> O sarampo é uma doença viral transmitida por gotículas salivares de infectados. O quadro clínico inicia-se com febre, mal-estar, coriza, conjuntivite, tosse e finalmente erupção cutânea avermelhada (exantema). Após três a quatro dias, a coloração do exantema torna-se acastanhado.
>
> A frequência de óbitos por sarampo foi possivelmente subestimada por várias décadas, pois pode ocorrer sem relação ao quadro agudo da doença. Pode haver grande alteração na concentração de sais no organismo e infecções bacterianas concomitantes.

A despeito de terem existido tentativas de organizar no espaço citadino um auxílio às vítimas, como o fornecimento de um serviço assistencial médico e hospitalar (quando possíveis) e de sepultamento, na maioria das vezes, elas fracassaram. Várias epidemias eclodiram durante os séculos XVI e XVII e pode-se inferir que aquelas que atingiram os indígenas – descritas principalmente pelos jesuítas – da mesma maneira vitimaram colonizadores, seus descendentes e escravos africanos. Assim, apesar do sarampo e outras doenças infectocontagiosas terem sido calamitosas para a população colonial, foi sem dúvida a varíola que causou maior mortalidade, tanto no campo quanto nas vilas e cidades.

DOENÇAS E MEDICINAS DOS COLONIZADORES E SEUS DESCENDENTES

Uma dessas epidemias urbanas bem-documentadas foi a de 1666-1667. Principiada em Pernambuco, estendeu-se a praticamente todas as capitanias brasileiras. Em Salvador, ela foi descrita com primazia pelo historiador, advogado e poeta Sebastião da Rocha Pitta (1660-1738), que, como homem de seu tempo, atribuiu a calamidade a um cometa que passara um ano antes pelos céus americanos. Pouco antes da eclosão da doença, a cidade teria vivenciado três dias consecutivos de maré alta, de tal monta que as praias ficaram cobertas de peixe, para a alegria dos moradores, que os recolhiam sem esforço. O autor, entretanto, alertava que a população não percebeu que "quando saem da ordem natural dos corpos elementares, padecem os humanos, e causam não só mudanças na saúde e ruínas nas fábricas materiais, mas nos impérios".

Iniciada a epidemia, a tragédia foi tamanha que casas com quarenta ou cinquenta pessoas não continham uma só pessoa sã. Pitta reconheceu a ineficácia dos médicos que "não atinavam nas medicinas que haviam de aplicar, porque com incerto efeito experimentavam sararem uns das que outros morriam, com que tudo era confusão, e sentimento [...]".

O mesmo surto, levado por embarcações que percorriam a costa, chegou a Santos (São Paulo). Diante do perigo iminente de contaminação, a notícia breve chegou à cidade de São Paulo, através do capitão-mor da capitania de São Vicente, Cypriano Tavares. Alardeada, a Câmara ordenou a formação de um cordão sanitário em Cubatão e no Alto da Serra e precisou entrar em litígio com a Câmara de Mogi das Cruzes, pelo não cumprimento das ordens preventivas. Na realidade, a contenda não foi exceção: inúmeras vezes as tentativas de implementação de medidas profiláticas para epidemias que chegavam pelo mar fracassaram, descumpridas tanto por membros mais abastados da sociedade quanto pelo clero e povo. Nessa transgressão, tiveram papel especial cidadãos que contrabandeavam produtos litorâneos para o planalto – o sal, principalmente.

As penas para aqueles que quisessem alcançar Cubatão ou Santos era uma multa de duzentos cruzados ou cadeia de trinta dias para os que não pudessem pagá-la, mas até a ameaça de degredo de quatro anos para

Angola chegou a ser aventada. Como medida extraordinária, guardas tinham ordens de atirar à bala sobre aqueles que pretendessem forçar a passagem no Caminho do Mar. Diante do fracasso dessas tentativas desesperadas, a varíola irrompeu em São Paulo e sua câmara passou a aconselhar os municípios vizinhos para que não a visitassem "pera que asin se evitassen os danos que podiam vir a esta dita vila".

As epidemias não apenas dizimavam vidas, como a economia colonial. Foram necessárias várias estratégias para transpor o drama que se firmava para a população carente de cuidados mínimos. São Paulo, que possuía sua economia baseada principalmente na captura de escravos indígenas, precisou mudar as táticas de apresamento: se no século XVI elas se restringiam às imediações do rio Tietê, a partir da drástica diminuição no número de nativos, entradas e bandeiras alastraram-se pelos sertões à procura dos guaranis e forçosamente passaram a integrar o circuito comercial intercapitanias. Em 1637, registravam-se invasões paulistas na região dos Patos, com aprisionamento de 70 mil a 80 mil almas nativas. A tragédia trazia uma nova tragédia: tais incursões resultavam na propagação de doenças a populações que já anteriormente fugiram dos seus algozes e respectivos males – na região do Prata apenas mil dos sete mil escravizados teriam sobrevivido ao apresamento.

Nessas epidemias, do mesmo modo que escravos, morriam senhores de engenho, trabalhadores rurais livres e cidadãos, sem distinção, sem assistência apropriada. Padre Bettendorf (1625-1698), superior de um aldeamento jesuítico no Maranhão, foi um dos que relataram a tragédia vivida entre os Tapajós:

> Começou a epidemia de 1695 pelas bexigas brancas de várias castas; logo seguiram-se as pretas que chamam pele de lixa e as bexigas sarampadas e outras desta casta mui pestilífera, as quais fizeram tantos estragos nos índios, assim forros como escravos [...].

Lavouras ficavam em ruínas por não haver quem as cultivasse – e diante dos numerosos escravos africanos e indígenas mortos, a fome não tardava a se alastrar e a economia colonial ruía. Em 1617, um requerimento entregue ao governador D. Luis de Sosa pela Câmara de Olinda, em nome dos moradores, lavradores e senhores de engenho de Pernambuco, solicitava moratória do pagamento de suas dívidas por motivo da epidemia de bexigas, que destruíra as plantações, numa clara alusão à extensão da tragédia que se instalara.

Durante a ocupação holandesa em Pernambuco, a varíola foi a responsável pela "grande peste das senzalas" (1641-1642). Com a população escrava dizimada, foi necessária a importação de uma enorme quantidade de escravos negros da Guiné e Congo, o que tornou mais pesada a dívida dos senhores de engenho com a Companhia das Índias Ocidentais. A Companhia, que patrocinara a invasão bávara ao Brasil e que arcava com dificuldades financeiras internas, mandou por fim cobrar a dívida. Esse fato é reconhecido como um dos responsáveis pela criação de animosidades entre holandeses e senhores de engenho, que culminou com a expulsão holandesa de terras brasileiras.

Portugueses, holandeses, indígenas e africanos. Ninguém possuía o conhecimento de uma terapêutica eficaz que pudesse ter sido posta em prática naquele momento histórico. Medidas desesperadas contra as terríveis bexigas foram despendidas pela medicina empírica fantástica; elas incluíam grandes doses de excremento de cavalo, pulverizado e tomado em qualquer líquido. Nas receitas jesuíticas constavam, além desse excremento fresco de equinos, a mistura de papoulas vermelhas, bezoártico do Curvo (formulação com vários componentes), arrobe de bagas de sabugo e água comum.

Novamente Ambrósio Fernandes Brandão dá notícias sobre o tratamento da varíola e *confessa sua total ineficiência*:

> Nem os meios experimentados na terra nem os médicos que nela residem até o presente acharam método nem regra, pela qual se deva de curar semelhante enfermidade; porquanto, dando sempre com febre ardente se mandam sangrar ao enfermo, morre,

e, se o não mandam sangrar, também morre; e pelo oposto, se o sangram vive, e se o não sangram também vive. Verdade é que os que adoecem de uma espécie de bexigas, a que chamam pele de lixa [...] quase que nenhum escapa, porque se lhe despe a pele do corpo, como se fosse queimada ao fogo com o deixar todo em carne viva [...] e desta maneira morre muita gente, sem se poder achar remédio preservativo para tão grande mal, com ser doença que se comunica de uns a outros, como se fora peste.

Meses e até anos se passavam para a recuperação da vida e economia coloniais. A morte, falências e desmazelo aconteciam ciclicamente e, perante uma vida cercada de misticismo, sinais emitidos pelos céus supostamente preparavam essas populações para piores infortúnios.

Em 1685 acontecia um eclipse solar, precedida por um lunar – um péssimo presságio para os homens de então. Logo o fenômeno natural seria interpretado como o causador de outra tragédia urbana – chegara a vez do "achaque da bicha" ou, como hoje a chamaríamos, febre amarela.

DA ÁFRICA PARA AS AMÉRICAS: A FEBRE AMARELA

> *[...] uns (tinham) o calor tépido, e o pulso sossegado, noutros inquieto, e de grande febre. Uns tinham ânsias, e delírios, outros ânimo quieto, e discurso desembaraçado. Uns com dores de cabeça, outros sem elas; e finalmente desiguais até na crise mortal do contágio, porque acabavam do terceiro ao quinto, ao sexto, ao sétimo e ao nono dia; alguns poucos do primeiro e segundo.*
> Rocha Pitta, final século XVII

Em 1493, a segunda expedição de Colombo levou mil e quinhentos homens ao Novo Mundo. Ao deixar a ilha Isabela (Haiti), a tripulação adoeceu – todos se tornaram lívidos, da cor de açafrão, e sentiam extremo mal-estar, fraqueza e febre. Diante de um quadro aterrador de confusão e mortes, o comandante decidiu voltar à Espanha – presume-se que foi assim que a Europa conheceu a febre amarela.

DOENÇAS E MEDICINAS DOS COLONIZADORES E SEUS DESCENDENTES

Trazida por escravos africanos, a trajetória da febre amarela urbana no Brasil seguiu um curso inusitado. Um grande surto surgiu em 1685, fez numerosas vítimas, recrudesceu e parece ter ressurgido apenas dois séculos mais tarde. No mesmo período, desconhece-se o curso da febre amarela silvestre, que foi possivelmente registrado apenas sob aspecto genérico, como um mal recorrente dos sertões: as "febres" (sobre a febre amarela, ver Box 19).

Box 19 – Febre amarela

A febre amarela é uma doença viral, transmitida por mosquitos, que acomete tanto populações urbanas quanto rurais. A entidade clínica foi estabelecida apenas em 1750, quando recebeu sua denominação atual; e caracteriza-se, na maioria das vezes, por um quadro ameno ou até mesmo subclínico. Contudo, alguns infectados podem evoluir para a forma grave e os sintomas – febre alta, dores musculares e de cabeça e prostração – iniciam-se bruscamente após período de incubação de três a seis dias. Segue-se o comprometimento digestivo e a vítima passa a apresentar náuseas, vômitos e eventualmente diarreia, além de icterícia, dor abdominal, diminuição do volume urinário e hemorragias (equimoses, gengivorragias e sangramentos nasais). Com a evolução da doença ocorrem alterações do ritmo respiratório, diminuição da frequência cardíaca na presença de hipotensão e comprometimentos neuronais – o paciente evolui com confusão mental, torpor e finalmente coma.

No primeiro episódio urbano, surgido em Pernambuco, o nome e a procedência da embarcação responsável pela contaminação não ficaram esclarecidos. Uma versão conhecida atribui à Oriflamme, nau francesa proveniente da Ásia (costa do Sião), como a fonte de contágio – esta é a origem do nome pela qual a doença ficou por muito tempo conhecida: "mal do Sião". Contudo a Oriflamme somente aportou na cidade cinco anos após a eclosão da epidemia. Assim, a hipótese mais plausível é que a contaminação tenha ocorrido de uma embarcação vinda de São Tomé (África), com escala em São Domingos (Antilhas), onde a doença era muito frequente. As crônicas da época afirmavam que esse navio transportava barricas de carne apodrecidas que, quando abertas, teriam espalhado o mal.

Dentre as narrativas contemporâneas, destaca-se a escrita por um familiar do Santo Ofício, mascate de profissão, mas que exercia a clínica médica e cirurgia entre escravos, Miguel Dias Pimenta (1661-1715). Nas *Notícias do que é o achaque do bicho* – nome pelo qual a doença se tornou conhecida – fica clara a violência da epidemia que grassava em Recife, Olinda e arredores, e qual o perfil de suas vítimas: de 25 de dezembro de 1685 a 10 de janeiro do ano seguinte, foram enterrados "no Arrecife e em Santo Antônio perto de seiscentas pessoas, todos brancos, uma dezena de mulatos, mui poucas mulheres, poucos negros e menos meninos".

Em 1690, chega ao Recife o médico João Ferreira Rosa (data de nascimento e óbito desconhecidos), que, contratado pelo governo português para servir no Brasil durante seis anos (mediante uma pensão de vinte mil réis e uma ajuda de custo de cinquenta mil réis), apresentou ao então governador, D. Antônio Félix Machado de Castro Silva, o segundo Marques de Montebelo (1650-?), uma relação de providências para a prevenção e combate à doença. No ano seguinte, instituía-se a primeira campanha sanitária oficial do novo continente de que se tem notícia.

Dentre as medidas estavam a obrigação de acender fogueiras com ervas aromáticas por trinta dias, emanar tiros de artilharia pelo menos três vezes ao dia – "porque a violência do fogo é uma fera faminta, avidíssima e explicável que todas as coisas desfaz" – a expulsão de meretrizes – "para que não ofendessem a Deus" – a purificação das casas. Nos domicílios, as janelas eram abertas, e onde porventura tivesse morrido alguém do mal, neles se lançava cal virgem pelo chão e queimavam-se defumadores. Foram também removidas "imundícias que cotidianamente se acham nas cloacas junto das casas e praias próximas dos edifícios".

DOENÇAS E MEDICINAS DOS COLONIZADORES E SEUS DESCENDENTES

Os doentes foram segregados para longe do espaço urbano; roupas e colchões por eles usados, lavados por duas ou três vezes seguidas, ou queimados; os sepultamentos, também distantes da cidade, eram realizados em covas com mais de cinco palmos, seguida pelo acendimento de fogueiras sobre as mesmas, que ardiam por três dias; depois os jazigos eram ladrilhados. Proibia-se a inumação no interior das igrejas e para o sepultamento dos pacientes dos "males" passou a ser exigido o atestado de óbito, com expressa indicação de *causa mortis*.

Como medida extrema, foi ainda instituída a polícia sanitária do porto, que fez uma relação e inspeção de todos que estivessem a bordo de navios com suspeita de contaminação, providenciou o internamento de doentes e aplicou penas para os infratores e recalcitrantes que porventura quebrassem o cordão de isolamento. A não observação dessas regras resultava em multas em dinheiro para os cidadãos livres ou açoites para os escravos.

Na tentativa desesperada de descobrir a causa do mal, realizou-se supostamente a primeira necropsia que se tem notícia no Brasil (alguns autores atribuem esse feito a Guilherme Piso). Ela foi realizada pelo cirurgião Antônio Brebon (de origem desconhecida, provavelmente francesa), a bordo da charrua *Sacramento e Almas* e tornou-se conhecida pelo depoimento prestado pelo profissional perante o corregedor Pereira do Vale. Um surto durante a navegação levou o cirurgião a autopsiar uma das vítimas, na tentativa de encontrar uma causa e solucionar o impasse terapêutico. Entretanto, além da icterícia dos órgãos e decomposição do fígado, Brebon encontrou apenas vermes no trato digestivo – e passou a apontá-los como causa do mal. Em seu depoimento, o cirurgião, que sofrera evidente repúdio entre a tripulação por ter necropsiado o marinheiro, recomendava o uso de vermífugos para a eliminação do problema – o que foi seguido por muitos, sem sucesso evidente.

Somadas as atitudes que hoje consideraríamos coerentes com outras fantasiosas, a campanha terminou bem-sucedida. Uma curiosidade à parte: ela foi executada sob inteira responsabilidade do Marques de Monte Belo, já que, devido à severidade das regras e aos gastos que as medidas acarretariam, o Senado da Câmara de Olinda negou-se a decretar tais regulamentos.

A febre amarela (usualmente chamada apenas de "males", em Pernambuco, e de "bichas", na Bahia), chegou também na mesma época à Salvador. O surto foi de tamanha violência que *se contavam os mortos pelos enfermos*". Diante da tragédia, muitos foram favorecidos pela ação de benfeitores que transformaram suas casas em hospitais improvisados, pois na Santa Casa de Misericórdia não havia mais lugar para tantos enfermos. Três médicos morreram durante o surto, assim como outros tantos cirurgiões, o que demonstrava, segundo Rocha Pitta, que "se não acertavam a cura dos enfermos, também erravam a sua...".

Não se tem notícia se as mesmas medidas profiláticas do Recife foram implantadas em Salvador. As crônicas da época atribuem o recrudescimento da moléstia pela intervenção de São Francisco Xavier. O santo, convocado pelo povo, foi considerado bem-sucedido na cura e, diante do desaparecimento da doença, ele foi proclamado padroeiro de Salvador pelo Senado da Câmara.

OS HOSPITAIS COLONIAIS

> *[...] todos os moradores daquela cidade em seus trabalhos e tribulações, nas suas doenças perigosas sempre acham em tudo alívio, socorro, o remédio, e em muito bom sucesso.*
> Frei Agostinho de Santa Maria, 1713
> (referindo-se à Santa Casa do Rio de Janeiro)

Hospício, hospedaria, hospital. Palavras originárias da mesma raiz latina, *hospes*, que significa "aquele que recebe o estrangeiro", remetem à ideia de fornecer proteção, um abrigo seguro para os que necessitam. Não obstante ter a mesma origem, o significado para cada uma dessas expressões é distinto e, em especial para o termo hospital, teve conotações especiais que diferiram com o tempo.

Os precursores dos hospitais existiam desde a Grécia antiga, onde os templos de Asclépio (para os romanos, Esculápio) abrigavam os enfermos.

DOENÇAS E MEDICINAS DOS COLONIZADORES E SEUS DESCENDENTES

Para os romanos, as instituições eram voltadas principalmente para o socorro aos soldados feridos em campanha – as *valetudinarias* –, embora já no século IV d.C. tenham sido criados hospitais civis. Na Idade Média, por uma série de conjunturas sociais e religiosas, os hospitais no mundo ocidental serviam como guarida para peregrinos, viajantes, vagabundos, velhos, crianças e também doentes.

Na Europa pós-Renascimento, com o crescimento do comércio nas vilas e cidades, a população deslocou-se para o espaço urbano, o que agravou suas já precárias condições de saúde. Dessa forma, o hospital reforçou ainda mais sua configuração como um "morredouro", um espaço reservado para tentativa de salvação das almas e de coerção para aqueles que não tinham para onde ir, nem o que perder. Assim, os hospitais possuíam papel essencialmente caritativo, onde a terapêutica tinha um espaço restrito.

No Brasil, por dezenas de anos tentou-se resolver um problema recorrente entre os habitantes da costa – a chegada de embarcações repletas de marinheiros doentes. Sem assistência, em princípio os próprios habitantes eram responsáveis por hospedar aqueles homens que, por semanas, haviam batalhado contra a subnutrição e as doenças a bordo. Na tentativa de resolver o impasse, instituiu-se o arquétipo da Santa Casa de Misericórdia lusitana.

A primeira Santa Casa foi fundada em 1543 por Brás Cubas no então povoado de Enguaguaçu, em colaboração com os moradores da vila de São Vicente (São Paulo). Em 1551, D. João III concedeu à confraria os mesmos privilégios dados à sua fonte inspiradora em Lisboa – o Hospital de Todos os Santos. Junto à igreja de Nossa Senhora da Misericórdia erigiu-se um acanhado hospital, considerado o segundo das Américas. Diante do desenvolvimento experimentado, o povoado de Enguaguaçu foi elevado à categoria de vila entre 1545 e 1547 e tornou-se curiosamente conhecida pelo nome da instituição que abrigava – Santos.

Outras Misericórdias foram surgindo no Brasil, assim que a necessidade se fizesse premente: Salvador (1549), Espírito Santo (1551?), Olinda e Ilhéus (década de 1560), Rio de Janeiro (1582), Porto Seguro (fim do século XVI), Sergipe e Paraíba (1604), Itamaracá (1611), Belém (1619) e Igarassu (1629). Todas eram administradas pelas Irmandades de Nossa Senhora da Misericórdia, que seguiam o modelo original criado em 1498, por D. Leonor, irmã de D. Manuel, sob a influência do frei Miguel de Contreiras. As Irmandades tinham compromissos harmônicos com a filosofia da época, um conjunto de regras rígidas, com grande esfera de atuação, representadas por "sete obras espirituais" – *ensinar os simples, dar bons conselhos a quem pede, castigar os que erram, consolar os desconsolados, perdoar aos que injuriaram, sofrer injúrias com paciência e rezar pelos vivos e pelos mortos* – e "sete obras corporais" – *remir os cativos, visitar os presos, curar os enfermos, cobrir os nus, dar de comer aos famintos, dar de beber a quem tem sede, dar pouso aos peregrinos e enterrar os mortos.*

Nem todas as irmandades eram providas de hospital, mas quando presente, junto a ele construía-se uma hospedaria anexa para deportados, náufragos e abandonados. Os raros médicos e cirurgiões coloniais podiam ser agenciados pelas irmandades ou assistirem gratuitamente os doentes no próprio hospital ou nos asilos anexos. Os demais serviços, como de enfermagem e limpeza, podiam ser exercidos, segundo a época, por religiosos, escravos ou pessoas contratadas, sem qualquer treinamento prévio ou qualificação.

Vários desses hospitais nasceram em construções simples, de taipa de pilão e cobertas com folhas de palmeiras. Com o incremento da colonização, as construções tornavam-se mais sólidas, mas a distribuição do espaço físico era muito diferente dos hospitais atuais – basicamente existiam apenas grandes enfermarias, cujo luxo máximo consistia na colocação de divisórias de cânhamo para resguardar a intimidade dos doentes.

Diante da precariedade, o primeiro médico da Santa Casa de Salvador, Jorge Valadares, era obrigado a atender em consultório improvisado, em meio à capela, e todo o restante dos serviços era efetuado na própria enfermaria. Esta, construída junto à ladeira da Misericórdia, era invadida pelo escaldante sol da tarde que castigava os internados e tornava a temperatura ambiente insuportável. Não havia salas de cirurgia, de curativos

DOENÇAS E MEDICINAS DOS COLONIZADORES E SEUS DESCENDENTES

ou área de isolamento. Os cadáveres eram enterrados abaixo do piso do claustro, junto às cisternas d'água, um perigo patente de contaminação. Os pacientes, todos desvalidos, tinham altas médias de permanência e, diante de uma terapêutica ineficiente, que em nada diferia à usada pela população geral, a mortalidade era muito elevada.

As Santas Casas sobreviviam não apenas à custa de contribuições governamentais, com dinheiro obtido por multas impostas a cidadãos que infringiam leis, mas sobretudo de doações. Raramente abria-se testamento que não houvesse a destinação de alguma soma em dinheiro ou de propriedades para a instituição. Engenhos e fazendas doados eram vendidos e revertidos em obras ou na compra de casas e sobrados, cujos aluguéis – então considerados as melhores fontes de renda – também revertiam para a Irmandade. A mais poderosa delas era a de Salvador, que emprestava dinheiro a juros e transformou-se em uma poderosa instituição financeira que, na prática, funcionou como o primeiro "banco" da Bahia.

Coube às Santas Casas o papel hegemônico de assistência hospitalar durante o Brasil colonial. Outras instituições, criadas com fins assistenciais, eram específicas do contingente militar. Os Hospitais Reais Militares foram criados apenas a partir do final do século XVII, com equipes constituídas, quando possível, por físicos, cirurgiões e enfermeiros.

Os hospitais coloniais não diferiam muito de seus correlatos europeus. Na realidade, do ponto de vista terapêutico, essas instituições tornaram-se eficazes somente após a segunda metade do século XIX, consoante o surgimento da clínica baseada em estudos anatomopatológicos, da anestesia, do aprimoramento de técnicas cirúrgicas, da antissepsia e da descoberta de drogas cada vez mais eficazes para males que por milênios atormentaram a humanidade.

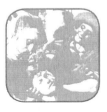

REFLEXÕES

"Ora assim me salve Deus e me livre do Brasil". A enfática frase escrita pelo dramaturgo Gil Vicente (1465-1536) no *Auto da barca do purgatório,* talvez traduza a forma com que muitos portugueses julgavam suas recém-descobertas paragens americanas. Sem as evidentes riquezas que as Índias ofereciam, por muito tempo o Brasil manteve uma avaliação pejorativa perante a metrópole ou foi relegado ao esquecimento – de tal forma que, em 1514, D. Manuel I se autointitulava "rei de Portugal, dos Algarves, d'aquém e d'além-mar em África, senhor da Guiné e da Conquista, Navegação e Comércio da Etiópia, da Arábia, da Pérsia e da Índia". A terra de índios e de degredados, de fugitivos e piratas, de oportunidades e de oportunistas, não mereceu as atenções da Coroa portuguesa até 1532, quando, mediante ameaça de invasões estrangeiras, optou-se pela colonização. No momento em que isso aconteceu, foi o fim para muitas nações indígenas.

Índios e colonizadores tinham tido até ali contatos tênues, em entrepostos comerciais itinerantes de pau-brasil que, com o corte desenfreado da madeira, precisavam mudar-se rapidamente. Muito diferente era a situação de tomar o solo, destituí-lo da mata nativa, rasgá-lo, plantar e montar uma engrenagem fabril. Antes de tudo, para esse funcionamento, era necessário fixar-se em sítios férteis e manter um pessoal, mão de obra qualificada ou não, para os mais diversos serviços da empreitada. Portugal possuía uma população pequena, fruto não apenas de uma organização socioeconômica secular que subtraíra os homens do campo, mas de sucessivas epidemias que os dizimaram. Dentre as correntes epidêmicas, coube à peste bubônica o papel principal nesse baixo índice demográfico, situação esta que não diferia do restante da Europa.

Desse modo, ao plantar-se a gramínea, houve um maior aporte de colonos ao Brasil, muitos deles desnutridos e portadores de doenças crônicas como a tuberculose, porém seu número não foi suficiente para suplantar a necessidade de braços nas lavouras. Foi assim que essas plantações trouxeram um sabor amargo para os nativos: a perda de terras, o confinamento, a escravização. A cana-de-açúcar aproximou brasilíndios e portugueses nas fazendas, nas reduções jesuíticas, em espaços urbanos minúsculos que nasciam. O intercâmbio cultural bidirecional consequente a este convívio foi inevitável e contínuo, porém desigual.

Os índios ensinaram aos portugueses os caminhos da sobrevivência na terra estranha e assustadora: como e onde caçar, quais os vegetais comestíveis, os melhores sítios geográficos e, por fim, quais os recursos terapêuticos disponíveis para as diversas doenças da terra. Apesar de os europeus e seus descendentes, por conjunturas de sua própria cultura, sentirem desprezo pelos indígenas, nos primórdios da colonização e anos seguintes, não desprezaram a sabedoria nativa sobre o meio-ambiente. Essa era uma necessidade premente do colonizador, a chave para sua sobrevivência, que de nenhuma maneira devia ser preterida. Como as doenças e, por conseguinte, a medicina, eram reflexos deste meio que os cercava, a perícia brasilíndia na arte de curar também foi assimilada pelos colonos.

A medicina indígena possuía um cunho essencialmente sobrenatural, mas tinha a seu favor uma inegável vantagem: a imensa biodiversidade da flora medicinal. As plantas eram integrantes obrigatórias de vários rituais terapêuticos – aliás, o herbalismo é unânime na medicina em todas as culturas, distinto apenas na disposição das plantas locais e observação milenar de seus princípios terapêuticos. Embora os lusitanos e seus descendentes tenham aceitado não apenas a utilização dessa vegetação, mas parte dos ritos preparatórios que a acompanhavam, algumas variações marcavam as artes de cura praticadas por nativos e colonizadores.

As discrepâncias entre a medicina indígena e europeia estavam por conta de crenças sobre a origem das doenças. Se para o brasilíndio elas significavam que a vítima tivera sua alma roubada por alguma entidade maligna – o que permitira a instalação da moléstia –, para o colonizador essa alma era de um pecador que merecia castigo e redenção. Tais diferentes percepções resultaram em tratamentos divergentes para casos crônicos. Se o pajé não conseguisse devolver a alma ao doente em um curto período de tempo, a vítima seria isolada do convívio com o restante do grupo. Jogados à própria sorte, não raro encontram-se relatos de nativos nessa circunstância à beira da inanição, sem cuidados básicos ou alento. Por outro lado, o cristianismo pregava perdoar aos pecadores e cuidar dos doentes – daí o aparecimento de instituições de amparo, de hospitais, que tinham antes a função caritativa de resguardar, de proteger e salvar almas, e só depois curar enfermos.

Distinções notáveis perceberam-se também na utilização de substâncias abjetas, então consideradas terapêuticas. Embora os indígenas também empregassem urina ou saliva em suas composições medicamentosas, eles jamais usariam fezes, por eles consideradas repugnantes (os europeus as usavam sem restrições). O emprego da chamada *Dreckapotheke* (farmácia de excrementos) não era recente ou exclusiva do velho continente – perdia-se no tempo, integrava o arsenal medicamentoso de diversas culturas e era utilizada indistintamente tanto pela medicina popular quanto erudita.

Contudo, a despeito destas diferenças, os princípios terapêuticos básicos da medicina indígena e europeia eram indistinguíveis. Ambas possuíam uma visão materializada da doença, considerada uma invasora que precisava abandonar o organismo; para tal, empregavam-se cerimônias e substâncias que diferiram conforme a cultura, a disponibilidade e qualidade de matérias-primas medicamentosas, mas que igualmente se valeram de rezas, vomitórios, purgantes e sangrias (para os indígenas, escarificações).

Assim, quando por força das circunstâncias finalmente ambas as medicinas – europeia e indígena – se uniram, no sentido prático não houve um choque cultural extraordinário, mas uma complementação. Dessa forma surgiu a autêntica medicina popular brasileira – cujos ingredientes, por terem sido difundidos pelos bandeirantes, eram conhecidos até meados do século XIX como "remédios de paulistas". Essa medicina empregava não apenas plantas medicinais nativas, como as recém-adaptadas de além-mar, utilizou-se da *Dreckapotheke* da mesma forma que mandava isolar os doentes crônicos (mas não os abandonava), rezava para santos católicos ao mesmo tempo em que evocava a força das anhumas; e cumpria, enfim, seu papel na resolução de afecções simples para habitantes dos rincões mais distantes.

Essas práticas curativas, híbridas, da medicina popular europeia, indígena e mais tarde africana foram as responsáveis pelos cuidados da saúde no Brasil não apenas dos séculos XVI e XVII, mas até boa parte do XIX. A medicina erudita teve pouca importância durante o período colonial, tanto pela presença ínfima de seus representantes (locados principalmente em cidades mais prósperas), quanto pelo seu custo elevado, que a tornava fora do alcance para a grande maioria da população. O que à primeira vista significaria uma tradução das precárias condições na colônia, na prática constituiu-se em pouca ou nenhuma diferença para os brasileiros de então.

Carente de conhecimentos básicos da química (bioquímica), da biologia e dos processos fisiopatológicos, a medicina erudita, embora resguardada por uma esmerada lógica filosófica, era empírica, mística e simbólica; em última instância, ela era muito próxima à sua vertente popular. Tal qual a medicina praticada inicialmente por jesuítas (que foram responsáveis pela divulgação de valiosas informações sobre o uso de plantas medicinais nativas), curiosos, curandeiros, benzedeiras, cirurgiões ou boticários sem nenhuma formação acadêmica, a medicina erudita podia apenas resolver doenças simples valendo-se da observação dos sinais e sintomas, de interpretações sobrenaturais sobre a natureza das doenças e do uso de medicamentos consagrados por séculos (escolhidos entre muitos através do velho método da tentativa e erro). Seu índice de sucesso terapêutico deve ter sido semelhante, senão inferior, ao observado nas práticas populares – em alguns casos, os procedimentos indicados por médicos eram mais agressivos, como o uso abusivo de laxantes ou realização de seguidas sangrias, que devem ter resultado em um pior prognóstico a seus pacientes.

Ainda que tenha havido progressos notáveis após o Renascimento – sobretudo nos campos da anatomia e no entendimento dos processos fisiológicos –, em termos práticos, o alcance desses conhecimentos para a população foi, em sua imensa maioria, nulo. Na época, a população europeia também não tinha acesso a serviços médicos que, dispendiosos, ficavam restritos a uma pequena elite; por outro lado, diante da dificuldade na circulação das ideias, os médicos demoravam a absorver novas experiências e, mesmo que isso ocorresse, as novas descobertas não tinham um efeito prático imediato. Harvey fez experimentos brilhantes sobre a circulação sanguínea em pleno século XVII, mas a real importância de seus achados foi apenas sentida centenas de anos após a publicação dos resultados.

Nesse contexto, sequer pode-se acusar a medicina erudita portuguesa de atrasada em relação à europeia – em termos práticos. De fato, ela não absorveu alguns progressos da ciência de então, restrita por vetos da Igreja Católica e particularmente da Inquisição, para o estudo anatômico do corpo humano e no acesso a obras consideradas inapropriadas. Dentre os autores que tiveram a divulgação de seus estudos proibidos estavam Garcia da Orta, médico português que descreveu doenças e drogas que contatara no oriente (acusado de judaísmo), Guilherme Piso (que fez descrições pormenorizadas do uso da ipecacuanha, entre outras plantas medicinais brasileiras) e o próprio Harvey – os dois últimos porque eram procedentes de países protestantes. Curiosamente, a publicação de Harvey foi vetada aos médicos e estudantes da Universidade de Coimbra, mas podia ser lida por leigos nas bibliotecas jesuíticas brasileiras.

Contudo, como já ponderado anteriormente, o conhecimento ou ignorância de novas experiências e achados não resultou em ganhos ou prejuízos terapêuticos e, dessa forma, na prática a medicina erudita portuguesa era equivalente à do restante da Europa. Muitos séculos foram necessários para que a medicina erudita ocidental se esquivasse de sua conotação empírica e sobrenatural para que recebesse, enfim, o respaldo da ciência e de seus reais resultados curativos.

Voltando-se ao Brasil colonial, se de um lado os europeus foram beneficiados pelos conhecimentos indígenas, o mesmo não se pode dizer no sentido inverso. A vida brasilíndia estava muito longe da aura paradisíaca a ela conferida inicialmente pelos viajantes – afinal, entre eles havia desnutrição, parasitoses intestinais, leishmaniose, doença de Chagas, pian, malária e outras doenças. Entretanto, pode-se deduzir que sua existência se tornou um inferno com a vinda europeia ao Novo Mundo. Saques, assassinatos, escravizações, imposição da fé cristã – uma mudança total de seu estilo de vida constituiu em um ataque frontal à alma indígena, à perda de identidade – e de saúde.

A morte, seja nos campos de batalha ou por doenças infectocontagiosas trazidas pelos colonizadores (sarampo, varicela, gripe, entre outras), dizimou gradativamente povos, tradições, línguas, costumes. Talvez as reais dimensões da mortalidade nativa após o descobrimento jamais serão conhecidas, já que a literatura especializada discute índices diferentes, que variam em milhões; mas é preciso reconhecer que sua tragédia foi expressiva, mudou a formação sociocultural brasileira e tornou-se decisiva para outra catástrofe sentida por povos do outro lado do Atlântico sul – os africanos.

A morte indígena, suas moléstias, a incapacitação dos sobreviventes para o trabalho não conceberam a escravidão negra – presente há muito na história da humanidade – mas fomentaram-na. Em que pesem as razões econômicas que atribuem suma importância ao eixo África/Brasil para a economia colonial, situação em que a metrópole beneficiava-se ativamente dos lucros do tráfico negreiro, é provável que na ausência de tão vasto despovoamento indígena, não teria existido a importação de africanos na escala em que ocorreu. A ausência de braços que aguentassem o difícil trabalho das lavouras brasileiras foi decisiva para a crescente importação de mão de obra negra e nunca houve a possibilidade desse eixo comercial se inverter.

Ao mesmo tempo em que os indígenas morriam – as tentativas de exportação de escravos nativos para a Europa e Antilhas redundaram em total fracasso –, as famosas febres africanas impediam uma colonização em maior escala no continente negro. Em suas terras os europeus morriam aos milhares e certamente a malária teve papel essencial para essa condição. Não havia nada que a medicina da época pudesse fazer, indígena, europeia ou africana, erudita ou popular.

Essa medicina foi igualmente ineficaz para os indígenas diante da violência das doenças infecciosas, muitas trazidas pelos africanos, em um circuito cruel e contínuo de causa e efeito. Nele, a varíola reinou absoluta; foi ela que aniquilou os nativos, e não o poder das armas de fogo trazidas pelos colonizadores. Os combates para a defesa territorial aconteceram, foram violentos, alguns se estenderam por décadas, mas todos fracassaram. Na maioria, encontram-se relatos de doenças que virtualmente minaram as forças brasilíndias, sua organização social e capacidade de defesa.

Um exemplo notório está na própria história dos aimorés. Suas tribos eram vistas com verdadeiro horror pelos portugueses, uma praga que os impedia de estabelecerem-se nas terras concedidas pela Coroa. Apesar de todo o arsenal militar, que incluía arcabuzes e pesados canhões, invariavelmente os lusitanos precisavam partir, minados por roubos e pilhagens de seus pertences; ou fugir às pressas para não serem aniquilados sem perdão. A situação apenas foi revertida quando a varíola se espalhou entre as aldeias aimorés e deixou atrás de si um imenso vazio populacional. A saga dessas tribos esteve longe de ser exceção.

Na realidade, aos indígenas faltava um aparelhamento muito maior que uma organização social unificada e centralizada ou diligentes estratégias militares. Faltava imunidade. Uma resposta imune efetiva que lhes foi negada pela genética, restrita e condenada pelo isolamento geográfico imposto por milhares de anos, piorada pelas condições psíquicas de perda de identidade e referências sociais consequentes à colonização.

Sem imunidade eficaz, as guerras tencionadas ou de fato travadas contra os colonizadores já estavam perdidas, antes de iniciadas.

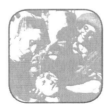

BIBLIOGRAFIA

Introdução

BRUNO-NETO, R. Epilepsia: histórico, mitos e tabus. *Arq. Padec*, 8 (supl.): 234-237, 2004.
LE GOFF, Jacques (org.). *As doenças têm história*. Lisboa: Terramar, 1985, pp. 7-8.
MCNEILL, William. *Plagues and Peoples*. New York: Anchor Books, 1976, pp. 19-32.
WEINBERG, Cybelle; CORDÁS, Táki A. *Do altar às passarelas:* da anorexia santa à anorexia nervosa. São Paulo: Annablume, 2006, pp. 40-46.

Visões do paraíso

ACOSTA, J. 1940 Historia natural y moral de las Indias. In: CUNHA, Manuela Carneiro da. *Introdução à história indígena*. Disponível em: <http://hemi.nyu.edu/course-rio/perfconq04/materials/text/intro_hist_indig.htm. Acesso em: 23 jul. 2008. [Edição original: 1590].
ARAÚJO, Adauto; FERREIRA, Luiz F. Infecções parasitárias na pré-história da América do Sul. In: PEIXOTO VERAS, Renato et al. *Epidemiologia*: contextos e pluralidade. Rio de Janeiro: Fiocruz, s.d., pp. 51-60.
CARTA de Américo Vespúcio a Lourenço de Medici (setembro/outubro 1502). In: AMADO, Janaína; FIGUEIREDO, Luiz Carlos (orgs.). *Brasil 1500*: quarenta documentos. Brasília/São Paulo: Ed. UnB Brasília/Imprensa Oficial do Estado de São Paulo, 2001, p. 282.
CARTA de Cristóvão Colombo aos reis sobre a terceira viagem (s.d.). In: AMADO, Janaína; FIGUEIREDO, Luiz Carlos. *Colombo e a América*: quinhentos anos depois. São Paulo: Atual, 1991, p. 46.
CROSBY JR., Alfred W. *Imperialismo ecológico*: a expansão biológica da Europa – 900-1900. Trad. Jose Augusto Ribeiro e Carlos Afonso Malferrari. São Paulo: Companhia das Letras, 1998, pp. 38-40 e 156.
CUNHA, Manuela Carneiro da. *Introdução à história indígena*. Disponível em: <http://hemi.nyu.edu/course-rio/perfconq04/materials/text/intro_hist_indig.htm. Acesso em: 23 jul. 2008.

GONÇALVES, Marcelo L. C.; ARAUJO, Adauto; FERREIRA, Luiz F. Paleoparasitologia no Brasil. *Ciência e Saúde Coletiva*, 7(1): 191-196, 2002.
HOLANDA, Sérgio Buarque de. *Visão do paraíso*: os motivos edênicos no descobrimento e colonização do Brasil. 6. ed. São Paulo: Brasiliense,1994, pp. 15-34 e 210.
LÉRY, Jean de. *Viagem à Terra do Brasil*. Trad. e notas Sérgio Milliet. Belo Horizonte/São Paulo: Itatiaia/Edusp, 1980, pp. 111-112.
MULLIGAN, C. J.; HUMLEY, K.; COLE, S.; LONG, J. C. Population Genetics, History, and Health Patterns in Native Americans. *Ann Rev Genomics Hum Genet*, 5: 295-315, 2004.
NEVES, Walter A. Origens do homem nas Américas: fósseis *versus* moléculas. *Nossa origem*: o povoamento das Américas – visões multidisciplinares. Rio de Janeiro: Vieira e Lent, pp. 45-73, 2006.
SOURNIA, Jean-Charles; RUFFIE, Jacques. *As epidemias na história do homem*.Trad. Joel Goes. Lisboa: Edições 70, 1984, pp. 50-66.
WILBUR, Alicia Kay; BUIKSTRA, Jane Ellen. Patterns of Tuberculosis in the Americas – How Can Modern Biomedicine Inform the Ancient Past? *Memórias do Instituto Oswaldo Cruz*, Rio de Janeiro, 101(2): 59-66, dez. 2006.

Vida e morte brasilíndias

ACKERNECHT, E. H. *A Short History of Medicine*. New York: The Ronald Press, 1968, pp. 4-5.
_____. *Medicina Y Antropologia Social*: estudios vários. Trad. castellana ampliada. Madrid: Akal, 1985, pp. 20-30.
ALENCASTRO, L. F. *O trato dos viventes*: formação do Brasil no Atlântico Sul – séculos XVI e XVII. São Paulo: Companhia das Letras, 2000, p.140.
ALTAMIRO-ENCISO, Alfredo; MOREIRA, João F.; MARZOCHI, Keila B. F. Sobre a origem e dispersão das leishmanioses cutânea e mucosa com base em fontes históricas pré e pós-colombianas. *Hist. Cienc. Saúde*, Manguinhos, 10(3): 853-882, set.-dez. 2003.
AMARANTE, Jorge Meirelles; COSTA, Vera Lúcia de Araújo. A tuberculose nas comunidades indígenas brasileiras na virada do século. *Bol. Pneumol. Sanit*, 8(2): 5-12, dez. 2000.
ARAÚJO, A.; FERREIRA, L.F.; CAMILLO-COURA, L.; GONÇALVES, M. Parasitos, parasitismo e paleoparasitologia molecular. *An Acad Nac Med*. 160(1): 20-27, 2000.
ARAÚJO, A. et al. Paleoparasitology of Chagas Disease. *Revista da Sociedade Brasileira de Medicina Tropical*. 38(I): 490, 2005.
CAMARGO, Erney Plessman. A malária encenada no grande teatro social. *Estudos Avançados*. São Paulo, 9(24): 211-228, maio-ago. 1995.
_____. Malária e o meio ambiente. *Ciência & ambiente*, 25(93): 101, jul.-dez., 2002.
_____. Malária, maleita, paludismo. *Ciência e cultura*, São Paulo, 55(1): 26-29, jan.-mar. 2003.
CAMINHA, Pero Vaz de. *Carta a El Rey D. Manuel*. Transcrita para o português contemporâneo e comentada por Maria Angela Villela. 2. ed. São Paulo: Ediouro, 1999, pp. 25-81.
CANDANEDO GUERRA, Rita Maria Seabra Nogueira. Ecological Analysis of Acari recovered from coprolites from archaeological site of Northeast Brazil. *Memórias do Instituto Oswaldo Cruz*, Rio de Janeiro, 98(1), jan. 2003.
CASCUDO, Luis da Câmara. *História da alimentação no Brasil*. 3. ed. São Paulo: Global, pp. 73-156, 2004.
CLARK, G. A.; KELLEY, M. A.; GRANJE, J. M.; HILL, C. M. The Evolution of Mycobacterial Disease in Human Populations. *Curr. Anthropol*, 28: 45-62, 1987.
COIMBRA JR.; CARLOS, E.A.; SANTOS, Ricardo V. *Saúde & povos indígenas*. Rio de Janeiro: Fiocruz, 1994, p. 55.
COIMBRA JR., C. E.; SANTOS, R. V.; VALLE, A. C. Cutaneous Leishmaniasis in Tupi-Mondé Amerindians from Brazilian Amazônia. *Acta Trop.*, 61: 201-211, 1996.

BIBLIOGRAFIA

Couto, Jorge. *A construção do Brasil*: ameríndios, portugueses e africanos, do início do povoamento a fins de quinhentos. Lisboa: Cosmos, 1998, pp. 44, 65-72.

D'Abbeville, C. *História da missão dos padres capuchinhos na Ilha do Maranhão e terras circunvizinhas*. Trad. S. Milliet. São Paulo: Edusp, 1975, p. 233.

Fernandes, Alexandre. *Infecção por Trypanosoma cruzi no período pré-colonial no Brasil*: análise de material arqueológico de Minas Gerais. Rio de Janeiro, 2007. Dissertação (Mestrado) – Instituto Oswaldo Cruz.

Funari, Pedro Paulo; Noelli, Francisco Silva. *Pré-história do Brasil*: as origens do homem brasileiro – o Brasil antes de Cabral. São Paulo: Contexto, 2002.

Gândavo, P. M. *História da província de Santa Cruz a que vulgarmente chamamos de Brasil*, Modernização do texto original de 1576 e notas: Sheila Moura Hue e Ronaldo Menegaz. Rio de Janeiro: Jorge Zahar, 2004, pp. 85-86.

Gaspar, Madu. *Sambaqui*: arqueologia do litoral brasileiro. Rio de Janeiro: Jorge Zahar, 2000. pp. 49-50.

Gómes i Prat, Jordi; Mendonça de Souza, Sheila M. F. Prehistoric Tuberculosis in America: Adding Comments to a Literature Review. *Memórias do Instituto Oswaldo Cruz*. Rio de Janeiro, 98(1), jan. 2003.

Gonçalves, Helen. A Tuberculose ao Longo dos Tempos. *Hist. Cienc. Saúde-Manguinhos*. 7(2): 303-325, jul.-out. 2000.

Gonçalves, M. L. C.; Araújo, A.; Ferreira, L.F. Paleoparasitologia no Brasil. *Ciência e Saúde Coletiva*, 7(1): 191-196, 2002.

_____. Human intestinal parasites in the past: new findings and a review. *Memórias do Instituto Oswaldo Cruz*, 98(1): 103-118, jan. 2003.

Grimaldi Jr., G.; Tesh, R.B.; Leishmaniases of the New World: Current Concepts and Implications for Future Research. *Clin. Microbiol Rev.* 6: 230-250, 1993.

Guhl, F.; Jaramillo, C.; Vallejo, G. A.; A-Arroyo, F. C.; Aufderheide, A. Chagas Disease and Human Migration. *Memórias do Instituto Oswaldo Cruz*, 95 (4): 553-555, 2000.

Gurgel, Cristina Brandt Friedrich Martin et al. A Doença de Chagas no Brasil: uma presença antiga. *Revista da Sociedade Brasileira de Clínica Médica,* 5(6): 196-202, nov.-dez. 2007.

Heukelbach, Jorg. Tungiasis. *Rev. Inst. Med Trop. S. Paulo*, 47(6): 307-313, nov.-dez. 2005.

Koe, Gloria. *Os vivos e os mortos na América Portuguesa*: da antropofagia à água do batismo. Campinas: Ed. Unicamp, 2001, pp.17-18.

Lausi, L. El Tema del Contagio en la Enfermidad de Chagas. Mazza A. Chama Publi, 1: 12, 1975. *Trypanosoma cruzi e Doença de Chagas*. Rio de Janeiro: Guanabara Koogan, 1979, pp. 42-43.

Léry, Jean de. *Viagem à Terra do Brasil*. Trad. e notas Sérgio Milliet. Belo Horizonte/São Paulo: Itatiaia/Edusp, 1980, p. 230 (Edição original: 1578).

Martius, K. F. P. *Natureza, doenças, medicina e remédios dos índios brasileiros (1844)*. Trad., prefácio e notas de Pirajá da Silva. São Paulo: Companhia Editora Nacional, 1939, pp.196-283.

Mell, Dalva A. Malária entre populações indígenas do Brasil. *Cad. Saúde Pública*, Rio de janeiro, 1(1), jan.-mar. 1985.

Mendonça de Souza Araújo, A. J. G. Saúde e Doença em Grupos Indígenas Pré-Históricos do Brasil: Paleopatologia e Paleoparasitologia. In: Coimbra Jr., C. E. A.; Santos, R. V. (orgs.). *Saúde & povos indígenas*. Rio de Janeiro: Fiocruz, 1994, pp. 21-25.

Mendonça de Souza, Sheila Maria Ferraz. *Estresse, doença e adaptabilidade*: estudo comparativo de dois grupos pré-históricos em perspectiva biocultural. Rio de Janeiro, 1995. Tese (Doutorado) – Escola Nacional de Saúde Pública.

_____; Carvalho, Diana Maul; Lessa, Andréa. Paleoepidemiology: is there a case to answer? *Memórias do Instituto Oswaldo Cruz*, 98(1): 21-27, 2003.

Monteiro, John Manuel. *Negros da Terra*: índios e bandeirantes nas origens de São Paulo. São Paulo: Companhia das Letras, 1994.

Piso, G. *História natural e médica da Índia Ocidental*. Trad. e anotada Mário Lôbo Leal. Rio de Janeiro: Instituto Nacional do Livro, 1957, pp. 482-483. (Edição original: 1657.)

PIZARRO, Pedro. *Relación Del descubrimiento y conquista de los Reinos Del Perú, y del gobierno y orden de los naturales, & Arequipa 1571*. Disponível em: <http://sisbib.unmsm.edu.pe/bibvirtualdata/ tesis/Antiguos/Tello_J_1909/Capitulo5.pdf pp. 101>. Acesso em: 23 nov. 2008.

RAMINELLI, Ronald. Eva Tupinambá. In: DEL PRIORE, Mary (org.). *História das mulheres no Brasil*. 6. ed. São Paulo: Contexto, 2002, pp. 12-16.

REINHARD, K; FINK, T. M.; SKILES, J. A Case of Megacolon in Rio Grande Valley as a Possible Case of Chagas Disease. *Memórias do Instituto Oswaldo Cruz*, 98(I): 165-172, 2003.

REY, Luis. Um Século de experiência no controle da ancilostomíase. *Rev. Soc. Bras. Med. Trop.* Uberaba, 34(1), jan.-fev. 2001.

RODRIGUES, Claudia Duarte. *Patologias e processos dento-maxilares em remanescentes esqueletais de dois sítios pré-históricos no Brasil*: o cemitério de Furna do Estrago (PE) e o Sambaqui de Cabeçuda (SC). Rio de Janeiro, 1997. Dissertação (Mestrado) – Escola Nacional de Saúde Pública.

ROTHHAMMER, F.; ALLISON, M. J.; NUÑES, L.; STANDEN, V.; ARRIAGA, B. Chagas' Disease in Pre-Columbiam South America. *Am J Phys Antropol*, 68: 495-498, 1985.

SAIMEH, Nahlah. Canibalismo: da Cultura à Perversão. Trad. Saulo Krieger. *Mente e cérebro*, 177, out. 2007. Disponível em: <www2.uol.com.br/vivermente/reportagens>. Acesso em: 02 set. 2008.

SALAZANO, Francisco. O velho e o novo: antropologia física e história indígena. In: CUNHA, Manoela Carneiro da. *História dos índios no Brasil*. São Paulo: Companhia das Letras/Secretaria Municipal de Cultura,1992, pp. 27-30.

SALVADOR, Frei Vicente do. *História do Brasil – 1500-1627*. São Paulo: Edusp, 1982, pp. 35-68.

SANTOS FILHO, Lycurgo. *História geral da medicina brasileira*. São Paulo: Editora de Humanismo, Ciência e Tecnologia/Edusp, 1977, pp. 106-114.

SANTOS, Ricardo Ventura; COIMBRA JR., CARLOS E. A.; OTT, Ari Miguel Teixeira. Estudos epidemiológicos entre grupos indígenas de Rondônia III: Parasitoses intestinais nas populações dos vales dos rios Guaporé e Mamoré. *Cad. Saúde Pública*, 1(4): 467-477, 1985.

SCHADEN, Egon. *Aspectos fundamentais da cultura guarani*. São Paulo: Difusão Europeia do Livro, 1960.

SCHUTZ, V; Hansel, R; TYLER, VR. *Fitoterapia racional*. 4. ed. São Paulo: Manole, 2002.

SILVEIRA, Antonio Carlos; REZENDE, Dilermando Fazito. Epidemiologia e Controle da Transmissão Vetorial da Doença de Chagas no Brasil. *Revista da Sociedade Brasileira de Medicina Tropical*, 27 (III): 11-22, out.-dez. 1994.

SOUZA, Gabriel Soares de. *Tratado Descritivo do Brasil de 1587*. 4. ed. São Paulo: Companhia Editora Nacional/Edusp, 1971.

STADEN, Hans. *Duas viagens ao Brasil*: primeiros registros sobre o Brasil. Trad. Angel Bojadsen. Introdução Eduardo Bueno. Porto Alegre: L&PM, 2008.

THEVET, André. *Singularidades da França Antactica a que outros chamam de América*. Prefácio, tradução e notas Estevão Pinto. São Paulo: Companhia Editora Nacional, 1944.

THIEBLOT, Marcel Jules. *Poaia, Ipeca, Ipecacuanha*: a mata da Poaia e os poaieiros do Mato Grosso. São Paulo: Escola do Folclore/Livramento, 1980, pp. 11-18.

VALE, Everton Carlos Siviero; FURTADO, Tancredo. Leishmaniose Tegumentar no Brasil: revisão histórica da origem, expansão e etiologia. Disponível em: <www.anaisdedermatologia.org.br>. Acesso em: 28 nov. 2006.

VIEIRA FILHO, J. P. B.; OLIVEIRA, A. S. B.; SILVA, M. R. D.; AMARAL, A. L.; SCHULTZ, R. R. Polineuropatia Nutricional entre Índios Xavantes. *Rev. Assoc. Med. Bras.* São Paulo, 43(1): 82-88, jan.-mar., 1997.

Navegações e grandes descobertas

ALBUQUERQUE, Luis. *As navegações e a sua projecção na ciência e na cultura*. Lisboa: Gradiva, 1987, pp. 9-11.

AMARAL, Afrânio. "*Siphilis*": moléstia e termo através da História. Rio de Janeiro: Instituto Nacional do Livro, 1966, pp. 274-278.

AZULAY, Rubem David. História da Sífilis. Editorial. *An. Bras. Dermatolol*, 63(1): 3-4, 1988.

BIBLIOGRAFIA

BETHENCOURT, Francisco. *O imaginário da magia*: feiticeiras, adivinhos e curandeiros em Portugal no século XVI. São Paulo: Companhia das Letras, 2004.

BRAUDEL, Fernand. *As estruturas do cotidiano*: civilização material, economia e capitalismo séculos XV a XVIII. Trad. Telma Costa. São Paulo: Martins Fontes,1997, pp. 58-61.

BRUZT, Hector H. A Origem Americana da Sífilis. Disponível em: <www.ifch.unicamp.br/anphlac/revista/numero02>. Acesso em: 28 nov. 2006.

FARINA, Duílio Crispim. *Medicina e doença na história de Portugal*. São Paulo: KMK, 1996.

FERREIRA, Gaspar. Diários da Navegação da Carreira da Índia nos Anos de 1595, 1596, 1597, 1600 e 1603. Manuscrito da Academia das Ciências de Lisboa, publicado sob direção de Quintino da Fonseca, Lisboa, Academia de Ciências de Lisboa, 1938. In: MICELLI, Paulo. *O ponto onde estamos*: viagens e viajantes na História da expansão e da conquista (Portugal, séculos XV e XVI). 3. ed. Campinas: Ed. Unicamp, 1998.

FICALHO, Conde de. *Garcia da Orta e o seu Tempo*. Lisboa: Edição sob os auspícios do Comissariado para a XVII Exposição Europeia de Arte, Ciência e Cultura, 1983.

FLANDRIN, JEAN-LOUIS. Tempero, cozinha e dietética nos séculos XIV, XV e XVI. In: FLANDRIN, Jean-Louis; MONTANARI, Massimo (orgs.). *História da alimentação*. Trad. Luciano Vieira Machado e Guilherme João de Freitas Teixeira. 4. ed. São Paulo: Estação Liberdade, 1998, pp. 478-495.

FRADA, João José Cucio. História, medicina e descobrimentos portugueses. *Revista ICALP*, 18: 63-73, dez. 1989.

GONZALES-PRADA, Alfredo. Trecho de discurso proferido pelo ministro do Peru por ocasião dos trezentos anos de introdução da quina na Europa. In: HOEHNE, F. C. *Botânica e agricultura no Brasil do século XVI*. São Paulo: Companhia Editora Nacional, 1937, pp. 10-11.

GOTTSCHALL, Carlos Antonio Mascia. *Do mito ao pensamento científico*: a busca da realidade de Tales a Einstein. 2. ed. São Paulo/ Porto Alegre: Atheneu/ Fundação Universitária de Cardiologia, 2004.

HERSON, Bella. *Cristãos-novos e seus descendentes na medicina brasileira (1500/1850)*. São Paulo: Edusp, 1996, pp. 24-75.

LAURIOUX, Bruno. Cozinhas Medievais (séculos XIV e XV). In: FLANDRIN, Jean-Louis; MONTANARI, Massimo (orgs.). *História da alimentação*. Trad. Luciano Vieira Machado e Guilherme João de Freitas Teixeira. 4. ed. São Paulo: Estação Liberdade, 1998, pp. 452-453.

LEBRUM, François. Um em cada dois recém-nascidos. In: LE GOFF, Jacques. *As doenças têm história*. Trad. Laurinda Bom. Lisboa: Terramar, 1985.

LEWINSOHN, Rachel. *Três epidemias*: lições do passado. Campinas: Ed. Unicamp, 2003, pp. 60-85.

MICELLI, Paulo. *O ponto onde estamos*: viagens e viajantes na História da expansão e da conquista (Portugal, séculos XV e XVI). 3. ed. Campinas: Ed. Unicamp, 1998.

MOTTA BASTOS, Mario Jorge. Poder e doença: epidemias em tempo de centralização (Portugal, séculos XIV-XVI). Disponível em: <www.abrem.org.br/poderedoenca.pdf>. Acesso em: 07 dez. 2008.

NAVA, Pedro. *A medicina de Os Lusíadas*. São Paulo: Ateliê Editorial, 2004, pp. 30-33.

PINTO, Francisco. A Morte de D. Manuel I. Sinapse (Publicação da Sociedade Portuguesa de Neurologia). *Comunicação ao Congresso de Neurologia 2003*, v. 4, n. 1, pp. 43-44, maio 2004.

RAMOS, Fabio Pestana. *No tempo das especiarias*: o império da pimenta e do açúcar. São Paulo: Contexto, 2004.

RAOULT, Didier. Rickettioses. In: CECIL. *Tratado de Medicina Interna*. Trad. Ana Kemper et al. Rio de Janeiro: Elsevier, 2005, pp. 2279-80.

RODRIGUES, Tereza. Crises de mortalidade em Lisboa – Séculos XVI e XVII. Lisboa: Livros Horizonte, 1990, pp. 117-118.

SANTA MARIA, Francisco. História das Sagradas Congregações dos Cônegos Seculares de S. Jorge em Alga de Veneza e de S. João Evangelista em Portugal. Lisboa, 1697. In: DeKlumeau, Jean. *A história do medo no Ocidente*: 1300-1800, uma cidade sitiada. Trad. Maria Lucia Machado. São Paulo: Companhia das Letras, 1989, pp. 121-122.

SANTOS FILHO, Lycurgo. *História geral da medicina brasileira*. São Paulo: Editora de Humanismo, Ciência e Tecnologia/Edusp, 1977.

SERRÃO, Joel. Dicionário da História de Portugal. In: PIERONI, Geraldo. *Os excluídos do Reino*: a Inquisição portuguesa e o degredo para o Brasil Colônia. Brasília/São Paulo: Ed.UnB/Imprensa Oficial do Estado, 2000.
SOUZA, A. T. *Curso de História da medicina. Das origens aos fins do século XVI*. Lisboa: Fundação Calouste Gulbenkian/Coimbra Editora, 1981.
SOUZA DIAS, J. P. A farmácia em Portugal nos séculos XIV e XVI. Disponível em: <http://www.ff.ul.pt/paginas/jpsdias/Farmacia-e-Historia/node67.htlm>. Acesso em: 26 jan. 2009.
SOUZA, Jorge Prata; COSTA, Ricardo. Regimento Proveitoso Contra a Pestilência (c. 1496) – uma Apresentação. *Hist. Cienc. Saúde*, Manguinhos. Rio de Janeiro, 12(3), set.-dez. 2005.
SOUZA, Miguel Augusto Gonçalves. *O Descobrimento e a colonização portuguesa no Brasil*. Belo Horizonte: Itatiaia, 2000, pp.16-70 e 72-134.
STADEN, Hans. *Duas viagens ao Brasil*. Trad. Guiomar de Carvalho Franco. Belo Horizonte/São Paulo: Itatiaia/Edusp, 1974.

O encontro de dois mundos

ALENCASTRO, Luiz Felipe. *O trato dos viventes*: formação do Brasil no Atlântico Sul. São Paulo: Companhia das Letras, 2000.
ALMEIDA, Maria Regina Celestino. *Metamorfoses indígenas*: identidade e cultura nas aldeias coloniais do Rio de Janeiro. Rio de Janeiro: Arquivo Nacional, 2003, pp. 27-81.
AMADO, Janaína; FIGUEIREDO, Luiz Carlos. *O Brasil no Império Português*. Rio de Janeiro: Jorge Zahar, 2001.
BEZERRA, A. J. C.; BEZERRA, R. F. A.; DI DIO, L. J. A. *Brasil 500 anos*: nomenclatura anatômica de um jesuíta no tempo do Descobrimento. *Rev. Assoc. Med. Bras.* São Paulo, 46(2), abr.-jun. 2000.
BOXER, C. R. *O Império Marítimo Português, 1415-1825*. Trad. Anna Olga de Barros Barreto. São Paulo: Companhia das Letras, 2002, pp.143-233.
BRAUDEL, Fernand. *As estruturas do cotidiano*: civilização material, econômica e capitalismo séculos XV a XVIII. Trad. Telma Costa. São Paulo: Martins Fontes, 1997.
CALAINHO, Daniela Buono. Jesuítas e Medicina no Brasil Colonial. *Tempo*. Niterói, 10(19): 61-75, jul.-dez. 2005.
CAMINHA, Pero Vaz. *Carta a El Rey D. Manuel*. Transcrita para o português contemporâneo e comentada por Maria Angela Villela. 2. ed. comentada e ilustrada. São Paulo: Ediouro,1999.
CARTA de Baltazar Fernandes ao Colégio de Coimbra, 5/12/1567. In: MONTEIRO, John Manuel. *Negros da terra*: índios e bandeirantes nas origens de São Paulo. São Paulo: Companhia das Letras, 1994.
CARTAS Jesuíticas (citações). In: NEMESIO, Vitorino. *O campo de São Paulo*: a Companhia de Jesus e o plano português do Brasil. 3. ed. Lisboa: Secretaria de Estado da Informação, 1971.
CARTA do Padre Leonardo do Valle da Bahia para o Padre Gonçalo Vaz, Provincial da Companhia de Jesus de Portugal, aos 12 de maio de 1563. *Cartas Avulsas (1550-1568)*. Rio de Janeiro: Imprensa Nacional. Fac-símile do rosto do livro "Cartas Avulsas", edição impressa e não publicada, 1887.
CARTA do IR Pero Correa ao P. Brás Lourenço, São Vicente, 18 de Junho de 1554. In: Leite, Serafim S. I. *Cartas dos primeiros jesuítas do Brasil II (1553-1558)*. Comissão do IV Centenário da Cidade de São Paulo. São Paulo, 1954, pp. 70-71.
CROSBY JR., Alfred W. *Imperialismo Ecológico*: a expansão biológica da Europa, 900-1900. Trad. José Augusto Ribeiro e Carlos Afonso Malferrari. São Paulo; Companhia das Letras, 1998.
CUNHA, A. *Sertões e fronteiras no Brasil*: notícia da época colonial. Lisboa: Agência Geral das Colônias, 1945, pp. 80-81.
CUNHA, Manoela Carneiro da. Introdução à História Indígena. Disponível em: <http://hemi.nyu.edu/course-rio/perfconq04/materials/text/intro_hist_indig.htm>. Acesso em: 23 jul. 2008.
DEAN, Warren. *A ferro e fogo*: a história e a devastação da Mata Atlântica brasileira. Trad. Cid Knipel Moreira. São Paulo: Companhia das Letras, 1996, pp. 38-107.
FARAGE, Nadia. *As muralhas dos sertões*: os povos indígenas no Rio Branco e a colonização. Campinas, 1986. Dissertação (Mestrado) – Unicamp.

BIBLIOGRAFIA

FERNANDES, Tânia. vacina antivariólica: seu primeiro século no Brasil (da vacina jenneriana à animal). *Hist. Cienc. Saúde*, Manguinhos. Rio de Janeiro, 6(1), mar.-jun. 1999.

FLECK, Eliane Cristina Deckmann. A morte no centro da vida: reflexões sobre a cura e a não cura nas reduções jesuítico – guaranis (1609-75). Rio de Janeiro, *Hist. Cienc. Saúde*, Manguinhos, 11(3), set.-dez. 2004.

GUERREIRO, Padre Fernão. *Relação Anual das Coisas que Fizeram os Padres da Companhia de Jesus nas suas Missões do Japão, China, Tidore, Ternate, Amboino, Malaca, Pegu, Bengala, Maduré, Costa da Pescaria, Manar, Ceilão, Travancor, Malabar, Sodomala, Goa, Salcete, Lahor, Diu, Etiópia a alta ou Preste João, Monomotapa, Angola, Guiné, Serra Leoa, Cabo Verde e Brasil nos anos de 1600 a 1609 e do processo da conversão e cristandade daquelas partes: tiradas das cartas que os missionários de lá escreveram.* Nova edição dirigida e prefaciada por Artur Viegas. Coimbra: Imprensa da Universidade, 1930, t. I – 1600 a 1603, livro quarto, capítulo primeiro, pp. 373-375.

HOONAERT, Eduardo et al. *História da Igreja no Brasil.* 4. ed. Petrópolis: Paulinas, 1992, pp. 36-44, 157-158, t. II.

HOPKINS, Donald R. *Princes and Peasants.* Chicago and London: The University of Chicago Press, 1983.

LEITE, Serafim. História da Companhia de Jesus no Brasil. In: HOONAERT, Eduardo et al. *História da Igreja no Brasil.* 4. ed. Petrópolis: Paulinas, 1992, t.II, pp. 128-129.

LONDOÑO, Fernando Torres. Escrevendo cartas: jesuítas, escrita e missão no século XVI. São Paulo, *Rev. Bras. Hist.*, 22(43), 2002.

LOPEZ, Adriana. *Franceses e tupinambás na terra do Brasil.* São Paulo: Senac, 2001, pp. 35-52.

LUNA, Luiz. *A resistência do índio à dominação do Brasil.* Rio de Janeiro: Leitura, 1965(?).

MARTIUS, K. F. P. *Natureza, doenças, medicina e remédios dos índios brasileiros (1844).* Trad., prefácio e notas de Pirajá da Silva. São Paulo: Companhia Editora Nacional, 1939, pp. 97-153.

MOONEN, Francisco. *Pindorama conquistada*: repensando a questão indígena no Brasil. João Pessoa: Alternativa, 1983, pp.13-4, 65-67.

NIEUHOF, Joan. *Memorável viagem marítima e terrestre ao brasil.* São Paulo: Livraria Martins, s/d, pp. 310-338.

NOVAIS, Fernando A. *Estrutura e dinâmica do antigo sistema colonial (séculos XVI-XVIII).* 6. ed. São Paulo: Brasiliense, 1998, pp.16-24.

OFICIO do Ouvidor da Comarca de Ilhéus Balthasar da Silva Lisboa para Rodrigo de Souza Coutinho, no qual lhe communica uma interessante informação sobre a comarca de Ilhéus, a sua origem, a sua agricultura, comércio, população e preciosas matas. Cairu, 20 de março de 1799. *Anais da Biblioteca Nacional*, 36(3): 106-127, 1914.

PIRES, P. Heliodoro. *Temas de história eclesiástica do Brasil.* São Paulo: São Paulo Editora, 1946, pp. 22-33.

PRAT, F. R. Andre. *Notas históricas sobre as missões carmelitas no extremo norte do Brasil, séculos XVII a XVIII.* Recife: s. n., 1941.

PUNTONI, Pedro. *Mísera sorte*: a escravidão africana no Brasil holandês e as guerras do tráfico no Atlântico Sul, 1621-1648. São Paulo, 1992. Dissertação (Mestrado em História Social) – Faculdade de Filosofia, Letras e Ciências Humanas da Universidade de São Paulo.

REZENDE, Maria Leônia Chaves. Entre a cura e a cruz: jesuítas e pajés nas missões do Novo Mundo. In: Chalhoub, Sidney et al. (orgs.). *Artes e ofícios de curar no Brasil.* Campinas: Ed. Unicamp, 2003, pp. 231-264.

RIBEIRO, Marcia Moises. *A ciência dos trópicos*: a arte médica no Brasil do século XVIII. São Paulo: Hucitec, 1997, pp. 54-85.

ROQUERO, Ana. Moda e Tecnologia. In: BUENO, Eduardo et al. *Pau-Brasil.* São Paulo: Axis Mundi, 2002, pp. 203-207.

SCHATZMAYR, Herman G. A Varíola, uma antiga inimiga. *Cad. Saúde Pública.* Rio de Janeiro, 17(1), nov.-dez. 2001.

SCHWARTZ, Stuart; LOCKHART, James. *A América Latina na Época Colonial.* Trad.Maria Beatriz Medina. Rio de Janeiro: Civilização Brasileira, 2002.

SEED, Patrícia. *Cerimônias de posse na conquista Europeia no Novo Mundo (1492-1640)*. Trad. Lenita R. Esteves. São Paulo: Unesp, 1999, pp. 9-21.
SOUTHEY, Robert. *História do Brasil*. 4. ed. Trad. do inglês Luis Joaquim de Oliveira Castro. São Paulo: Melhoramentos, 1977, pp. 190-211.
STADEN, Hans. *Duas viagens ao Brasil*. Trad. Guiomar Carvalho Franco. São Paulo/Belo Horizonte: Edusp/Itatiaia, 1974.
VASCONCELOS, Simão. *A vida do venerável padre José de Anchieta*. Rio de Janeiro: Imprensa Nacional, 1943, v. I, pp. 37-39.
VENÂNCIO, Renato Pinto. Os últimos carijós: escravidão indígena em Minas Gerais: 1711-1725. *Rev. Bras. Hist*. São Paulo, 17(34), 1997.
VIANNA, Helio. Jesuítas e bandeirantes no Uruguai (1611-1758). Rio de Janeiro, Biblioteca Nacional. In: FLECK, Eliane Cristina Deckmann. A morte no centro da vida: reflexões sobre a cura e a não cura nas reduções jesuítico-guaranis (1609-75). *Hist. Cienc. Saúde*, Manguinhos. Rio de Janeiro, 11(3), set.-dez., 2004.

Doenças e medicinas dos colonizadores e seus descendentes

ABREU, Capistrano. O Descobrimento do Brasil. In: Tinhorão, Jose Ramos. *As festas no Brasil Colonial*. São Paulo: Editora 34, 2000.
ALENCASTRO, Luis Felipe. *O trato dos viventes*: formação do Brasil no Atlântico Sul. São Paulo: Companhia das Letras, 2000, pp. 127-133.
BARBOSA, José Policarpo Araújo. *História da saúde pública do Ceará*: da Colônia a Vargas. Fortaleza: Edições UFC, 1994, pp. 21-25.
BOXER, C. R. *O Império marítimo português, 1415-1825*. Trad. Anna Olga de Barros Barreto. São Paulo: Companhia das Letras, 2002, pp. 300-303.
BRANDÃO, Ambrósio Fernandes. *Diálogo das grandezas do Brasil*. Disponível em: <http://www.cchla.ufpb.br/pergaminho/1618_dialogos_-_brandao.pdf>. Acesso em: 21 abr. 2009.
CALAINHO, DANIELA BUONO. Jesuítas e Medicina no Brasil Colonial. *Tempo*. Niterói, 10(19): 61-75, jul.-dez. 2005.
CALIXTO, Benedito. *Capitanias paulistas*. 2. ed. rev. Casa Mayença, 1927, p. 146.
CARVALHO LOPES, Octacílio. *A medicina no tempo*. São Paulo: Edusp, 1970, pp. 179-181.
EDLER, Flávio Coelho. *Boticas & pharmácias*: uma história ilustrada da farmácia no Brasil. Rio de Janeiro: Casa da Palavra, 2006, pp. 20-23.
FARINA, Duílio Crispim. *Medicina no Planalto de Piratininga*. São Paulo: Impressora Pannartz, 1981, pp.13-40.
FERREIRA ROSA, Joam. *Trattado único da constituiçam pestilencial de Pernambuco, 1694*. Rio de Janeiro: Ministério da Saúde/Fundação Serviços de Saúde Pública, 1971, pp. 75-85.
FRANCO, Odair. *História da febre amarela no Brasil*. Rio de Janeiro: Ministério da Saúde/Fundação Serviços de Saúde Pública, 1971.
FREITAS, Octávio. *Doenças africanas no Brasil*. São Paulo: Companhia Editora Nacional, 1935.
GANDELMAN, Luciana Mendes. A Santa Casa da Misericórdia do Rio de Janeiro nos séculos XVI a XIX. *Hist. cienc. Saúde*, Manguinhos, 8(3): 613-630, dez. 2001.
HERSON, Bella. *Cristãos-novos e seus descendentes na medicina brasileira (1500-1850)*. São Paulo: Edusp, 1996.
HOLANDA, Sérgio Buarque. *Caminhos e fronteiras*. São Paulo: Companhia das Letras, 1995, p. 77.
KHOURY, Yara Aun (coord.). *Guias dos arquivos das Santas Casas de Misericórdia do Brasil (fundadas entre 1500 e 1900)*. São Paulo: Imprensa Oficial do Estado de São Paulo, 2004, v. 2, pp. 467-641.
IVAMOTO, Henrique Seiji. Santa Casa de Misericórdia de Santos. *Acta Medica Misericordiae*, 1(1), dez. 1998.
LIVRO Primeiro do Governo do Brasil (1607-1633). Ministério das Relações Exteriores. Seção de Publicações do Serviço de Documentação. Departamento de Imprensa. Rio de Janeiro, 1958.

BIBLIOGRAFIA

Lyons, Albert; Petrucelli, Joseph. *História da medicina*. Trad. Nelson Gomes de Oliveira. São Paulo: Manole, 1997, pp. 165-173; 231-249; 337-355.

Madre de Deus, Frei Gaspar. *Memórias para a história da capitania de São Vicente hoje chamada de São Paulo (1797)*. São Paulo: Martins,1953, pp.44-89; 115-116.

Martius, K. F. P. *Natureza, Doenças, medicina e remédios dos índios brasileiros (1844)*. Trad., prefácio e notas de Pirajá da Silva. São Paulo: Companhia Editora Nacional, 1939, pp. 97-153.

Maynard, Alceu Araújo. *Medicina Rústica*. São Paulo: Companhia Editora Nacional,1961, pp. 102-150.

Monteiro, John Manuel. *Negros da Terra*: índios e bandeirantes nas origens de São Paulo. São Paulo: Companhia das Letras, 1994.

Morais, P. José. *História da Companhia de Jesus na extinta província do Maranhão e Pará*. Rio de Janeiro: Alhambra, pp. 59-61, 1987. (Edição original:1759)

Nieuhof, Joan. *Memorável viagem marítima e terrestre ao Brasil*. Trad. do inglês Moacir N. Vascon-celos. São Paulo: Martins, s.d., pp. 68-81; 310-338.

Omegna, Nelson. *A cidade colonial*. 2. ed. Brasília: Ebrasa/Ed. UnB,1971, pp. 5-14.

Ott, Carlos. *A Santa Casa de Misericórdia da cidade de Salvador*. Rio de Janeiro: Publicações da Diretoria do Patrimônio Histórico e Artístico Nacional, Ministério da Educação e Cultura, 1960.

Paes Leme, Pedro Taques Almeida. *Nobiliarchia Paulistana Histórica e Genealógica*. São Paulo: Martins,1954.

Priore, Mary Del; Venâncio, Renato. *Uma História da vida rural no Brasil*. Rio de Janeiro: Ediouro, 2006, pp. 29-46.

Ramos, Luis A. Do Hospital Real de Todos os Santos: a história hospitalar portuguesa. *Revista da Faculdade de Letras*, Disponível em: <http://ler.letras.up.pt/uploads/ficheiros/2245.pdf>. Acesso em: 23 jan. 2009.

Ribeiro, Márcia Moises. *A ciência dos trópicos*: a arte médica no Brasil do século xviii. São Paulo: Hucitec, 1997, pp. 54-85.

Rocha Pitta, Sebastião da. *História da América Portuguesa*. Bahia: Imprensa Econômica, 1878.

Santos Filho, Lycurgo. A medicina no Brasil. In: Ferri, Mario Guimarães; Motoyama, Shozo (orgs.). *História das ciências no Brasil*. São Paulo: Edusp, 1979, pp. 192-217.

Schwartz, Stuart; Pécora, Alcir; Antunes, Cristina (orgs.). *Excelências do governador*: panegírico fúnebre a D. Afonso Furtado, de Juan Lopes Sierra (Bahia, 1676). São Paulo: Companhia das Letras, 2002, pp. 189-190.

Simonsen, Roberto. História Econômica do Brasil. In: Ellis Jr., Alfredo. *Meio século de bandei-rantismo (1590-1640)*. Boletins da Faculdade de Filosofia, Ciências e Letras da Universidade de São Paulo, 1939.

Southey, Robert. *História do Brasil*. 4. ed. trad. do inglês Luiz Joaquim de Oliveira Castro. São Paulo: Melhoramentos, 1977 v. 1, pp. 231-238.

Souza-Araújo, Heraclides Cesar. *História da lepra no Brasil*: períodos colonial e monárquico (1500-1889). Rio de Janeiro: Imprensa Nacional, 1946, v. 1, pp. 1-24.

Souza Campos, Ernesto. *Santa Casa de Misericórdia de Santos*: primeiro hospital fundado no Brasil. São Paulo, s. n., 1943, pp.16-17.

Souza Viterbo. Notícia sobre Alguns Médicos Portugueses ou que Exerceram a sua Profissão em Portugal. Subsídios para a História da Medicina Portuguesa. Arquivos de História da Medicina Portuguesa. Porto, 1915. In: Serrão, Joaquim Veríssimo. *O Rio de Janeiro do século xvi*. Edição da Comissão Nacional das Comemorações do iv Centenário do Rio de Janeiro. Lisboa, 1965, pp.192.

Taunay, Affonso E. A varíola e o sarampo. *Anais do Museu Paulista*. Diário Oficial de São Paulo 1927, t. 3, pp. 409-413.

_____. *A grande vida de Fernão Dias Pais*. São Paulo: Livraria José Olímpio, 1955, pp. 255-260.

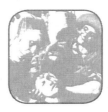

ICONOGRAFIA

p. 22: mapa de Heinrich Bünting, 1581.

p. 25: *As idades e a morte*, pintura de Hans Baldung Grien, 1540 (Museu do Prado).

p. 27: "Guerreiros Tupinambás", ilustração do livro *Le Voyage au Brésil*, de Jean de Léry, Rio de Janeiro, Biblioteca Nacional, 1578.

p. 35: ilustração do livro *Reise in Brasilien 1823-1831*, de Spix e Martius, Rio de Janeiro, Fundação Biblioteca Nacional.

p. 38: gravura de Theodore de Bry extraída do relato de Hans Staden ao Brasil, editado por De Bry no 3º volume das *Grandes Voyages*. Frankfurt, 1592.

p. 49: fotografia, CDC/World Health Organization, 1976.

p. 63: ilustração do livro *História Natural e Médica da Índia Ocidental*, de Guilherme Piso, publicado originalmente em 1648.

p. 69: "Peixe voador visto pelo autor", ilustração do livro *La Cosmographie Universelle D'André Thevet Cosmographe Du Roy*, Paris, Guilhaume Chaudiere, 1572, v. 2.

p. 73: gravura em madeira, do século XVI, do livro *Kleines Distillierbuch*, de Hieronymus Brunschwig, Strassburg, 1500.

p. 74: relevo interior de um cálice, da lavra do pintor Brygos, c. 490-480 a.C. (Martin Von Wagner Museum, Wurzburg University).

p. 77: *D. Manuel I*, óleo sobre tela de Henrique Ferreira, 1718 (Casa Pia de Lisboa).

p. 81: gravura de soldado espanhol recebendo tratamento contra a sífilis. In: *La prostituzione a Napoli nei secoli XV, XVI e XVII*, de Salvatore de Giacomo, Nápoles, Marghieri, 1899.

p. 89: *O cirurgião*, óleo sobre madeira de Jan Sanders Van Hemessen, 1500 (Museu do Prado).

p. 93: frontispício de uma edição das obras de Galeno publicada em Veneza, 1545.

p. 103: mapa *Terra Brasilis*, de Lopo Homem, Pedro e Jorge Reinel, século XVI.

p. 109: "Padre Antonio Vieira convertendo índios brasileiros", litografia, s/d. Arquivo Histórico Ultramarino, Portugal.

p. 116: ilustração do livro *Coleção de várias receitas e segredos particulares das principais boticas da nossa companhia de Portugal, da Índia, de Macau e do Brasil*, 1766.

p. 122: fotografia, CDC, s/d.

p. 125: "Funerais e sepultura e o modo de chorar os seus defuntos, ilustração do livro *Le Histoire D'Une Voyage Fait em La Terre Du Bresil, Autrement dite Americque*, de Jean de Léry, 4. ed., Genebra, Heritiers D'Eustache Vignon, 1600.

p. 140: ilustração do livro *Deux années au Brésil*, de F. Biard, Paris, 1862

p. 143: ilustração do livro *Coleção de várias receitas e segredos particulares das principais boticas da nossa companhia de Portugal, da Índia, de Macau e do Brasil*, 1766.

p. 145: *O cirurgião e o camponês*, gravura de Lucas van Leyden, c. 1524.

p. 149: retrato de Santa Luzia, 1470, por Francesco Del Cossa (National Gallery of Art, Washington).

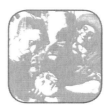

A AUTORA

Apaixonada por História, **Cristina Gurgel** é médica especialista em Clínica Médica e Cardiologia e membro da Sociedade Brasileira de História da Medicina. Doutora em Clínica Médica pela Unicamp, realizou seu mestrado na mesma instituição. Atualmente é médica contratada do Hospital e Maternidade Celso Pierro, onde atua como cardiologista, e é responsável pelo ambulatório especial de atendimento a pacientes chagásicos (Gedoch – PUCCamp). Desde 1990 é professora-assistente de Semiologia e Clínica Médica da Pontifícia Universidade Católica de Campinas.

Cadastre-se no site da Contexto
e fique por dentro dos nossos lançamentos e eventos.
www.editoracontexto.com.br

Formação de Professores | Educação
História | Ciências Humanas
Língua Portuguesa | Linguística
Geografia
Comunicação
Turismo
Economia
Geral

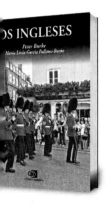
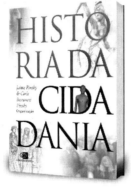
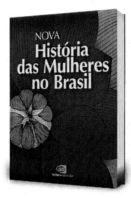
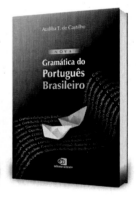

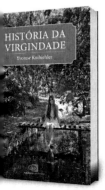

Faça parte de nossa rede.
www.editoracontexto.com.br/redes

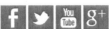

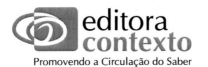
Promovendo a Circulação do Saber

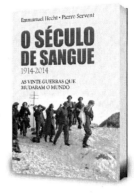